写给患者的
健康指导书系

痛风与高尿酸血症
患者必读

主编◎于秀辰

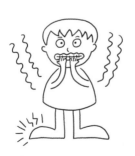

中国健康传媒集团
中国医药科技出版社

内 容 提 要

痛风已经成为仅次于糖尿病的第二大危害人类健康的代谢类疾病，本书从痛风与高尿酸血症的基本知识着手，采用问答的形式，以通俗易懂的语言和形象的插图，就患者所关心的问题进行解答，帮助患者提高对痛风与高尿酸血症的关注和警觉性，并解决实际生活中遇到的就诊问题，达到未病防病、已病防变的目的。

图书在版编目（CIP）数据

痛风与高尿酸血症患者必读 / 于秀辰主编 . —北京：中国医药科技出版社，2024.8

（写给患者的健康指导书系）

ISBN 978-7-5214-4288-5

Ⅰ . ①痛… Ⅱ . ①于… Ⅲ . ①痛风—防治—普及读物

Ⅳ . ① R589.7-49

中国国家版本馆 CIP 数据核字（2023）第 227230 号

美术编辑 陈君杞

版式设计 也 在

出版 　**中国健康传媒集团** | 中国医药科技出版社

地址 　北京市海淀区文慧园北路甲 22 号

邮编 　100082

电话 　发行：010-62227427 　邮购：010-62236938

网址 　www.cmstp.com

规格 　880×1230mm $^1/_{32}$

印张 　5 $^1/_4$

字数 　96 千字

版次 　2024 年 8 月第 1 版

印次 　2024 年 8 月第 1 次印刷

印刷 　北京盛通印刷股份有限公司

经销 　全国各地新华书店

书号 　ISBN 978-7-5214-4288-5

定价 　**25.00 元**

获取新书信息、投稿、为图书纠错，请扫码联系我们。

编委会

前　言

痛风是一组嘌呤代谢紊乱所导致的疾病，随着人们饮食结构和生活习惯的改变，痛风的发病率逐年攀升，这种古代所谓的"富贵病"现在早已进入寻常百姓家，不再是达官贵人的专利。我国普通人群患病率约 1.4%，发病高峰年龄为 40~50 岁，男女比例约为 20 ∶ 1。

目前痛风已经成为仅次于糖尿病的第二大危害人类健康的代谢类疾病。本病除常见的痛风性关节炎外，还包括无症状高尿酸血症、痛风石、痛风性肾病，其中痛风性肾病最终可能还会导致肾衰竭。近期研究还发现高尿酸血症是冠心病、糖尿病、代谢综合征的独立发病因素，与高血压、高脂血症、中风等疾病的发生也密切相关，不仅严重影响患者的健康，而且也是威胁患者生命的一个巨大隐患。但是，痛风也是可防可治的，健康的饮食、运动以及正确的药物治疗对缓解痛风的病情、延缓病程的进展具有重要作用。但是这需要患者、患者家属共同重视，与医生一起寻找针对自己的有效措施，并持之以恒。

本书从痛风与高尿酸血症的基本知识着手，采用问答的形式，以通俗易懂的语言以及形象的插图，就患者所关心的问题进行解答，帮助患者提高对痛风与高尿酸血症的关注和警觉性，未病防病，已病防变。本书作为一本普及类读物，能帮助读者解决实际生活中遇到的就诊问题，若有不当之处，敬请广大读者批评指正。

编者

2023 年 12 月

目 录

认识痛风与高尿酸血症

01 吃火锅引来的痛苦　/ 2

02 什么是痛风　/ 2

03 急性痛风性关节炎　/ 3

04 慢性痛风性关节炎　/ 3

05 痛风和高尿酸血症的关系　/ 4

06 什么是无症状高尿酸血症　/ 4

07 高尿酸血症对肾脏的影响　/ 5

08 慢性痛风性肾病　/ 5

09 痛风性肾小管疾病　/ 6

10 尿酸性尿路结石　/ 6

11 高尿酸血症与哪些疾病密切相关　/ 7

痛风与其他关节炎的鉴别

01 痛风有真假之分吗　/ 10

02 真假痛风的区别　/ 10

03 慢性痛风性关节炎与类风湿关节炎的区别　/ 11

04 如何区分痛风性关节炎与化脓性关节炎　/ 11

05 别让"蜂窝织炎"掩盖了痛风的真面目　/ 12

06 慢性痛风性关节炎与骨性关节炎如何鉴别　/ 13

07 银屑病性关节炎也有像痛风性关节炎的表现　/ 13

08 急性痛风性关节炎与夏科氏关节炎的不同　/ 14

痛风与高尿酸血症的诱发因素

一、血尿酸升高的诱发因素　/ 16

（一）病从口入　/ 16

01 饮食中的"杀手"有哪些　/ 16

02 肉汤中嘌呤含量比肉类还高　/ 18

03 涮火锅只涮菜也不能避免嘌呤摄入　/ 18

（二）生成增多　/ 19

（三）排泄减少　/ 19

01 肾脏排泄尿酸减少　/ 19

02 尿量减少　/ 20

03 尿 pH 值降低　/ 20

04 脂代谢基因影响　/ 20

05 便秘　/ 21

（四）其他因素　/ 21

01 性别　/ 21

02 遗传　/ 22

03 肥胖 / 22

04 高胰岛素血症 / 23

05 糖尿病 / 23

06 高血压 / 24

07 高脂血症 / 24

二、痛风发作的诱发因素 / 25

01 血尿酸升高 / 25

02 寒冷 / 25

03 排尿少 / 26

04 精神压力大 / 26

05 减肥 / 26

痛风与高尿酸血症的检查

01 血尿酸 / 30

02 血糖 / 30

03 血脂 / 31

04 同型半胱氨酸 / 31

05 肝功能 / 31

06 肾功能 / 32

07 血常规 +C− 反应蛋白 / 33

08 血沉 / 34

09 尿常规 / 34

10 痛风关节的 X 线检查 / 35

11 痛风的"放大镜"——双能 CT 检查　/ 36

12 痛风关节的超声检查　/ 36

13 泌尿系统的超声检查　/ 37

14 滑囊液检查　/ 37

15 关节镜检查　/ 38

不可不知的细节

（一）就诊和检查需要注意的细节　/ 40

01 第一次看病要注意什么　/ 40

02 就诊前尽量不排尿　/ 40

03 如果痛风急性发作尽量拍照片　/ 40

04 什么是清洁中段尿，怎样准确留取清洁中段尿　/ 41

05 晨尿的留取方法　/ 41

06 随机尿是什么时间留尿　/ 41

07 定期复查血尿酸很重要　/ 42

08 复查血尿酸的频率也有"度"，过频、过少均不宜　/ 42

09 拍腹平片之前要把肠道先"清理干净"　/ 43

10 关节腔穿刺注意事项　/ 43

11 关节镜检查前要准备什么　/ 44

（二）影响血尿酸及尿 pH 值的药物　/ 45

01 具有升高血尿酸作用的降压药物　/ 45

02 具有降尿酸作用的降压药物　/ 45

03 导致血尿酸升高的降糖药　/ 46

04 有降尿酸作用的降糖药　/ 46

05 警惕"明星"药阿司匹林 / 46

06 哪些抗结核药会升高血尿酸 / 47

07 小心肿瘤化疗药物及免疫抑制剂中的陷阱 / 47

08 核酸类保健品也会升高血尿酸 / 47

09 具有降尿酸作用的降脂药物 / 47

10 导致尿 pH 值检查结果偏高的因素 / 48

11 导致尿 pH 值检查结果偏低的因素 / 48

痛风与高尿酸血症的非药物治疗

（一）饮食 / 52

01 饮食控制在治疗中的重要性 / 52

02 压死骆驼的最后一根稻草 / 52

03 了解肉类的嘌呤含量 / 53

04 动物不同部位的肉嘌呤含量不同 / 53

05 怎么吃嘌呤含量高的蔬菜 / 53

06 嘌呤含量低的蔬菜可以大量吃吗 / 54

07 肉类也可以焯一下再吃吗 / 54

08 哪些海鲜能吃 / 54

09 河鲜可以吃吗 / 55

10 常见碱性食物有哪些 / 55

11 常见酸性食物有哪些 / 56

12 醋是酸性还是碱性食物 / 56

13 啤酒可以喝吗 / 56

14 白酒可以喝吗 / 57

15 馒头、面包可以吃吗 / 57

16 可以吃糕点吗 / 57

17 为什么要限制果糖的摄入 / 58

18 牛奶、鸡蛋可以放心吃吗 / 58

19 坚果应该怎么吃 / 59

20 为什么要吃细粮 / 59

21 三大营养素的每日摄入要求 / 59

22 减少容易引起肾结石的食物摄入 / 60

23 合并高血压的饮食要求 / 61

24 合并了糖尿病，我还能吃什么 / 61

（二）饮水 / 62

01 多饮水，多排尿 / 62

02 饮水量的计算方法 / 62

03 怎样饮水才更健康 / 63

04 饮水能改变尿 pH 值吗 / 64

05 柠檬水是酸性的还是碱性的 / 64

06 饮料不可以代替饮水 / 64

07 纯净水的利与弊 / 65

08 喝矿泉水会增加痛风结石的发生吗 / 65

09 高血压患者需要多饮水怎么办 / 66

10 水肿时需要怎样饮水 / 66

11 运动时要带水 / 67

12 出汗多时要增加饮水量 / 67

（三）运动 / 68

01 高尿酸血症的运动 / 68

02 急性痛风时制动　/ 69

03 痛风关节炎缓解期要保护关节　/ 69

04 运动时要避免身体损伤　/ 70

（四）保暖　/ 71

01 为什么要保暖　/ 71

02 足部保暖鞋的选择　/ 71

03 注意夏季里的"寒冷"　/ 72

（五）培养良好的生活习惯　/ 72

01 戒烟　/ 72

02 减重　/ 73

03 限制饮酒　/ 74

04 可以适量饮茶　/ 74

痛风与高尿酸血症的药物治疗

一、高尿酸血症的药物治疗　/ 78

（一）抑制尿酸生成药物　/ 78

01 抑制尿酸生成的药物及作用　/ 78

02 抑制尿酸生成药物的共同不良反应　/ 78

03 服用抑制尿酸生成药物的注意事项　/ 79

04 别嘌醇　/ 79

05 非布司他　/ 82

（二）促进尿酸排泄药物　/ 84

01 促进尿酸排泄的药物及作用　/ 84

02 促进尿酸排泄药物的共同不良反应 / 84

03 服用促进尿酸排泄药物的注意事项 / 84

04 丙磺舒 / 85

05 苯溴马隆 / 86

（三）碱化尿液 / 88

01 碱化尿液的作用 / 88

02 碱化尿液治疗是尿 pH 值越高越好吗 / 88

03 碱化尿液药物的不良反应 / 88

04 碱化尿液的注意事项 / 89

05 碳酸氢钠 / 89

06 枸橼酸氢钾钠 / 90

（四）新型药物 / 90

01 拉布立酶 / 90

02 普瑞凯希 / 91

03 雷西纳德 / 91

二、急性痛风的治疗 / 92

（一）秋水仙碱 / 93

01 秋水仙碱的作用 / 93

02 秋水仙碱的不良反应 / 93

03 秋水仙碱的应用方法 / 94

04 服用秋水仙碱的注意事项 / 94

（二）非甾体类抗炎药 / 95

01 止痛药的作用 / 95

02 止痛药的不良反应 / 95

03 服用止痛药的注意事项 / 96

04 常用止痛药物的分类 / 97

05 常用止痛药物的使用方法与注意事项 / 97

（三）糖皮质激素 / 100

01 常用的糖皮质激素有哪些 / 100

02 糖皮质激素的作用 / 100

03 糖皮质激素的不良反应 / 100

04 服用糖皮质激素的注意事项 / 101

05 什么情况下糖皮质激素可用于关节腔内注射 / 102

06 激素应用的时间 / 102

07 激素需要逐渐停药吗 / 103

08 合并糖尿病的患者能使用糖皮质激素吗 / 103

09 伴有感染的患者可以使用糖皮质激素吗 / 104

三、奇奇怪怪的痛风石 / 104

01 什么是痛风石 / 104

02 哪些部位可以出现痛风石 / 104

03 什么情况下会出现痛风石呢 / 105

04 痛风石都坚硬如石吗 / 105

05 为什么长痛风石的地方会掉白渣 / 105

06 痛风石掉白渣的部位为什么不容易愈合 / 105

07 痛风石产生以后还会消失吗 / 106

08 哪类痛风石可以用药物治疗 / 106

09 痛风石能否手术治疗 / 106

四、伴有并发症时的药物治疗 / 107

01 围魏救赵战术的应用 / 107

02 合并高血压的药物选择　/ 108

03 合并高脂血症时药物选择　/ 108

04 合并糖尿病时的优选药物　/ 108

05 痛风与高尿酸血症患者补钙需要注意什么　/ 109

五、中医药治疗　/ 109

01 中医对高尿酸血症的认识　/ 109

02 高尿酸血症与痛风之间的证型转化　/ 110

03 中医对痛风的认识　/ 110

04 痛风常见证型、表现及治法　/ 111

05 痛风急性期中医辨证治疗有较好的效果　/ 112

06 中药外治法治疗急性痛风性关节炎　/ 112

07 中医对尿路结石的认识　/ 113

预防、调护和其他注意事项

01 高尿酸血症无症状可以不干预吗　/ 116

02 血尿酸到多少时必须药物干预　/ 116

03 血尿酸降到正常后可以停药吗　/ 117

04 停药等于痊愈吗，还需要监测血尿酸吗　/ 117

05 查肝肾功异常可以停药吗　/ 118

06 为什么有些人血尿酸很高却没有发生痛风　/ 118

07 为什么有些人血尿酸不高仍诊断为痛风性关节炎　/ 119

08 痛风性关节炎除了跖趾关节外还可以在什么部位发作　/ 119

09 痛风与高尿酸血症是终身疾病　/ 120

10 痛风与高尿酸血症患者主要的死亡原因是什么 / 120

11 如何预防肾功能损害 / 121

12 如何防止并发脑血管意外 / 122

13 中医如何防治调护痛风与高尿酸血症 / 123

14 中医食养茶饮 / 123

15 中医食养药膳 / 124

16 痛风急性发作时日常起居应注意什么 / 125

17 如何护理足部 / 125

18 痛风关节应该怎样护理 / 126

19 外出旅游需要注意什么 / 127

20 痛风与高尿酸血症患者春季健康指导 / 127

21 夏季怎么养生避免痛风发作 / 128

22 秋季养生应该注意什么 / 129

23 冬季养生健康指导 / 130

24 长期卧床合并痛风患者的皮肤护理 / 130

25 长期卧床合并痛风患者的饮食护理 / 131

附 录

食物嘌呤含量表 / 132

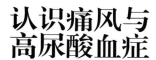

认识痛风与
高尿酸血症

01 吃火锅引来的痛苦

02 什么是痛风

03 急性痛风性关节炎

04 慢性痛风性关节炎

05 痛风和高尿酸血症的关系

......

01 吃火锅引来的痛苦

火锅可谓是餐桌上的"宠儿"，热腾腾的火锅里涮着牛肉、羊肉、海鲜、香菇等食材，朋友家人推杯换盏，然而有些人吃火锅之后却出现关节红肿疼痛，苦不堪言。为什么会这样呢？这是什么病呢，怎么来得这么快？这个病就是痛风！

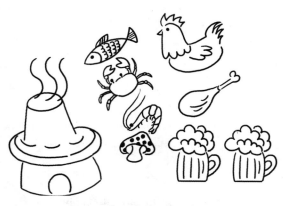

图1　易引起痛风的食物

02 什么是痛风

痛风是由于尿酸在关节或周围软组织中形成单钠尿酸盐晶体沉积而形成的炎症性疾病，根据临床表现，分为急性痛风和慢性痛风两种。

03 急性痛风性关节炎

"大夫，我的脚骨拐昨天突然又红又肿又痛，疼得都睡不着觉"，如果这个患者没有急性扭伤，那么急性痛风发作的诊断就八九不离十了。患急性痛风性关节炎时患者关节及周围软组织会出现明显的红、肿、热、痛，最常见的部位是第一跖趾关节，也就是前面所说的脚骨拐。

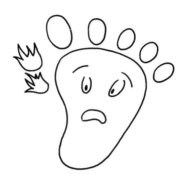

图 2　痛风最易发作的部位

04 慢性痛风性关节炎

急性痛风反复发作，尿酸盐在关节内的沉积增多，从而引起关节骨质侵蚀缺损和周围组织纤维化，使关节发生僵硬畸形、活动受限，由此进入了慢性痛风性关节炎的阶段。当然也有个别患者在急性期的时候症状轻微不典型，待出现关节畸形后才被发现，而直接进入了慢性期的阶段。慢性痛风性关节炎也可以在一定条件下急性发作。

05 痛风和高尿酸血症的关系

　　痛风是在高尿酸血症的基础上发生的，也就是说高尿酸血症是痛风发生的病理基础。血尿酸水平增高，尿酸盐就会在机体组织中沉积，造成机体损害，最常见的就是沉积在关节内发生痛风性关节炎。血尿酸水平越高，未来五年发生痛风的可能性就越大；血尿酸水平越低，痛风发生率越低。

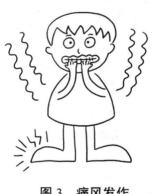

图 3　痛风发作

06 什么是无症状高尿酸血症

　　无症状高尿酸血症是指非同日两次血尿酸水平超过420μmol/L，但患者并无关节疼痛及任何不适症状。虽然没有任何症状，但一点儿也不影响它对糖尿病、冠心病、高脂血症等病的不良影响，切莫掉以轻心。

07 高尿酸血症对肾脏的影响

高尿酸血症也可累及肾脏，表现为三种形式，包括慢性痛风性肾病、痛风性肾小管疾病和尿路结石。

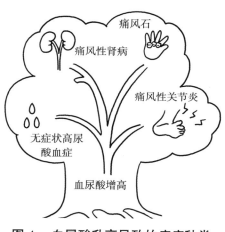

图 4　血尿酸升高导致的疾病种类

08 慢性痛风性肾病

高尿酸血症长期持续存在，会使过多的尿酸盐结晶沉积在肾组织，引起间质性肾炎，临床上可表现为轻度肾区酸痛。在早期，患者可仅有蛋白尿和镜下血尿的表现，且呈间歇性出现，所以很容易被遗漏；随着病程进展，蛋白尿会持续存在，肾浓缩功能受损，患者会出现夜尿增多、尿比重偏低、白细胞尿、管型尿、水肿、血压升高等现象；病情进一步发展，最终可能会发展到肾衰竭。

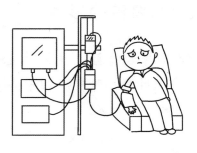

图 5　透析

09 痛风性肾小管疾病

有些痛风患者，当血尿酸急骤升高时，会出现尿酸结晶在肾集合管、肾盂肾盏及输尿管内沉积的情况，由于大量尿酸结晶广泛阻塞肾小管腔，导致尿流梗阻，而产生急性肾衰竭，患者会出现少尿、无尿、尿中可见大量尿酸晶体的表现。

10 尿酸性尿路结石

高尿酸血症患者肾结石的发生率比正常人高 200 倍，为 35%~40%，结石的发生率随血尿酸浓度的增高、尿尿酸排出量的增多而增加。结石中 84% 为单纯性尿酸（非尿酸盐）结石，4% 为尿酸和草酸钙结石，其余为草酸或磷酸钙结石。如果是细小泥沙样结石，可以随尿液排出而减轻症状；而较大的结石常常会引起肾绞痛、血尿及尿路感染等症状。在进行 X 线检查时，纯尿酸结石能被透过而不显影，但混合钙盐较多的结石可被发现。

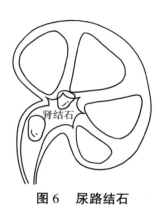

图 6　尿路结石

11 高尿酸血症与哪些疾病密切相关

血压升高

血尿酸每增高 60μmol/L，并发高血压的风险就增加 23%。高血压患者若合并高尿酸血症，则脑卒中的概率将增加 3~5 倍。

血糖升高

高尿酸血症会损害胰岛 β 细胞，从而影响胰岛素的分泌而发生血糖升高，高尿酸血症是糖尿病的独立危险因素。高尿酸血症患者做口服葡萄糖耐量试验，结果发现30%~40%患者结果异常，与正常人相比，高尿酸血症患者患糖尿病的风险增加了2倍。

💡 血脂升高

80%左右的高尿酸血症患者会出现甘油三酯增高，因为尿酸和血脂的合成都主要在肝脏中进行，当嘌呤合成增加时会引起葡萄糖-6-磷酸酶的活性增加，进一步导致脂肪酸合成增加，最终使血脂升高。

💡 冠心病

高尿酸血症患者心血管疾病的发病率是正常人群的2.5倍，且发病与血尿酸水平相关。持续的高尿酸血症会使过多的尿酸盐结晶沉积在冠状动脉内，导致血管内皮损伤，而且高尿酸血症还可引起血小板激活、黏附及聚集，这些都可能会加速动脉硬化的进展而引起冠心病，哪怕您没有痛风发作，仅仅是单纯的高尿酸血症，也同样会引起冠心病的发生，高尿酸血症一旦合并冠心病，其心肌梗死的发率明显升高，死亡率增加。所以，一旦发生高尿酸血症不仅要小心关节和肾，还要小心您的"心"！不要以为没有痛风就没有关系，在您不经意间，它已经对您的心脏发起了攻击。

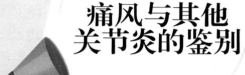

痛风与其他
关节炎的鉴别

01 痛风有真假之分吗？

02 真假痛风的区别

03 慢性痛风性关节炎与类风湿关节炎的区别

04 如何区分痛风性关节炎与化脓性关节炎

05 别让"蜂窝织炎"掩盖了痛风的真面目

……

01 痛风有真假之分吗

有。有痛风"急性发作的关节红肿热痛"症状的还有一个疾病，叫焦磷酸钙沉着病或软骨钙化症，是由于焦磷酸钙盐沉积于关节而导致的关节软骨钙化，因症状酷似痛风又被称为假性痛风。

02 真假痛风的区别

真假痛风的症状都可表现为关节呈红、肿、热、痛，不同的是。

①假性痛风关节腔内常有积液，最多发生于膝关节，其他常见的有髋、踝、肩、肘、腕等大关节，偶尔累及指、趾关节，但很少侵犯大拇指。

②假性痛风急性发作时查血尿酸为正常，白细胞可增高，血沉可增快。

③假性痛风 X 线检查多见关节软骨、纤维软骨、肌腱、滑囊钙化，尤其是纤维软骨线状和点状钙化，可伴有骨赘形成等迟行性关节炎的表现，与痛风凿孔样缺损不同。

④假性痛风关节滑囊液检查提示含焦磷酸钙盐结晶，与痛风关节滑囊液含尿酸钠晶体不同。

03 慢性痛风性关节炎与类风湿关节炎的区别

慢性痛风性关节炎与类风湿关节炎均有关节变形，有时容易混淆。

①类风湿关节炎多见于青、中年女性，而痛风性关节炎多见于中青年男性。

②类风湿关节炎好发于手指近端指间小关节和腕、膝、踝等关节，伴有明显的晨僵，与痛风性关节炎好发于下肢关节尤其是第一跖趾关节有所不同。

③类风湿关节炎辅助检查血尿酸不高，而是存在高滴度类风湿因子和／或抗 CCP 抗体。

④类风湿关节炎 X 线检查可见关节面粗糙，关节间隙狭窄，甚至关节面融合，与痛风性关节炎凿孔样缺损有明显不同。

04 如何区分痛风性关节炎与化脓性关节炎

痛风初发时关节红肿热痛，尤其当有痛风软结石时关节好像有脓点一样，常易与化脓性关节炎混淆，两者鉴别如下。

①痛风性关节炎好发于跖趾关节、足背、踝、膝、指、腕、肘关节等；化脓性关节炎侵袭的大多是负重关节，如髋关节、膝关节等，且多可发现原发感染、化脓的

病灶。

②痛风性关节炎红肿热痛就像"风"一样，来势迅猛，关节骤然出现皮色变红，伴有剧烈的胀痛、跳痛、刀割样痛甚至是火烧的感觉，全身症状并不明显；化脓性关节炎除了关节疼痛症状外，还有较明显的寒战、高热等全身症状。

③痛风性关节炎痛风软结石所谓"脓液"检查不含白细胞而实际是尿酸盐结晶；化脓性关节炎血尿酸盐不高，关节脓液检查无尿酸盐结晶，而是含大量白细胞，培养可得致病菌。

05 别让"蜂窝织炎"掩盖了痛风的真面目

痛风急性发作时，关节周围软组织也常常呈现出明显的红、肿、热、痛，如果忽视关节本身的症状，容易误诊为蜂窝织炎，但注意鉴别也不难诊断。

①痛风是由尿酸盐结晶沉积引起的关节及周围软组织炎症；而蜂窝织炎是由细菌引起的皮下、筋膜下、肌间隙或深部疏松结缔组织的化脓性感染。

②痛风关节疼痛十分剧烈；蜂窝织炎感染部位会出现红肿热痛，严重时红肿处可有水疱，破溃流脓而形成溃疡，但关节疼痛往往不甚明显，畏寒、发热等全身症状更为突出。

③痛风多有血尿酸升高；蜂窝织炎血尿酸不高，而白细胞升高明显。

06 慢性痛风性关节炎与骨性关节炎如何鉴别

慢性痛风性关节炎与骨性关节炎都会出现关节肿痛的表现，但区别如下。

①痛风性关节炎好发的部位是跖趾关节、足背、踝、膝、指、腕、肘关节等处，初次发病常先侵犯单个关节，反复发作则受影响关节增多；骨性关节炎则全身关节都可累及，以膝关节、颈椎、腰椎、远端指间关节最常见，且往往是多关节同时发病。

②痛风性关节炎大多血尿酸升高，而骨性关节炎一般不会有血尿酸的升高。

③痛风性关节炎 X 线检查示骨质呈凿孔样缺损；骨性关节炎 X 线检查可见关节间隙变窄，骨关节面硬化、变形，关节边缘增生，骨赘剥离和软骨下囊变现象。

07 银屑病性关节炎也有像痛风性关节炎的表现

银屑病性关节炎也好发于男性，也具有非对称性地侵犯远端趾、指关节的特点，并且约有 20% 的患者伴有血尿酸增高，这些表现有时容易和痛风混淆，两者的区别如下。

①银屑病性关节炎具有典型的皮损症状，并且半数以上患者伴有指甲增厚、粗糙、凹陷、失去光泽，这种表现是痛风性关节炎所不具有的。

②银屑病性关节炎 HLA-B27 检查大多为阳性，而痛风性关节炎则为阴性。

③银屑病性关节炎 X 线检查可见关节破损残疾，关节间隙增宽，趾（指）端骨质吸收，尤其是趾骨骨质吸收可以造成"杯中铅笔"的外观或"鱼尾状"畸形，有的也常累及骶髂关节；而痛风性关节炎 X 线检查的典型改变是骨质呈凿孔样缺损。

08 急性痛风性关节炎与夏科氏关节炎的不同

急性痛风性关节炎与夏科氏关节炎都有红肿的症状，两者区别如下。

①夏科氏关节炎常常伴有糖尿病病史，合并糖尿病周围神经病变。

②夏科氏关节炎急性期虽然会出现红肿热的症状，但基本不痛或仅有轻微疼痛；虽然有关节的肿胀和畸形，但关节活动不受限。

③夏科氏关节炎血尿酸不高。

④夏科氏关节炎具有典型的三大 X 线征象，即关节紊乱、破坏，关节脱位，异位新骨形成，也是与痛风性关节炎的鉴别要点。

⑤夏科氏关节炎 CT 表现分为吸收型，增生型和混合型三种类型，吸收型表现为关节腔积液，关节周围软组织肿胀，增生型表现为关节旁大块骨化影。

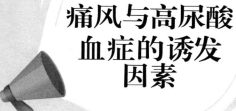

痛风与高尿酸血症的诱发因素

01 肾脏排泄尿酸减少

02 尿量减少

03 尿 pH 值降低

04 脂代谢基因影响

05 性别

……

一、血尿酸升高的诱发因素

（一）病从口入

01 饮食中的"杀手"有哪些

提到饮食中的"杀手"，大部分人想到的是动物内脏、海鲜是高嘌呤饮食，其实这句话不完全准确。比如同样为动物内脏，猪小肠是高嘌呤而猪肚就是中嘌呤，海鲜里的带鱼是高嘌呤而海蜇皮却是低嘌呤。所以我们不仅要了解食物的嘌呤含量，选择适合自己的食物，而且不要不限制进食中嘌呤食物，因为即使选择的是中嘌呤食物，进食过多也会摄入大量嘌呤。

嘌呤含量的高低是根据每 100g 食物嘌呤含量不同进行分类的，嘌呤 < 25mg 为低嘌呤食物，嘌呤在 25~150mg 为中嘌呤食物，嘌呤在 150~1000mg 为高嘌呤食物。高嘌呤食物和中嘌呤食物的摄入很容易诱发高尿酸血症，下面我们来盘点一下饮食中的"杀手"有哪些。

动物肉类

我们生活中的美食很多都离不开肉，但是大部分动物肉类、动物内脏嘌呤含量都比较高，比如猪肝、鸭肝、鸡肝等含高嘌呤，猪肉、牛肉、羊肉、兔肉、鸡胸肉、火腿、鸡心、鸡肫、鸭肠、鸭肫等含中嘌呤。

💡 水产类

大部分水产类也嘌呤含量较高，像我们餐桌上常出现的带鱼、鱿鱼、三文鱼、沙丁鱼、秋刀鱼、牡蛎、生蚝、草虾以及小鱼干等鱼类加工品均含高嘌呤，鲫鱼、鲤鱼、草鱼、金枪鱼、鲍鱼、鳕鱼、虾、螃蟹、鱼丸、鱼翅、鱼子酱等含中嘌呤。看到这里，大家是不是发现，这水产可不是单纯指的海鲜，高嘌呤的草虾、中嘌呤的鲫鱼等都是河鲜。千万不要以为我吃的是河鲜不是海鲜，就吃的都是低嘌呤食物。

💡 蔬菜类

很多人认为，蔬菜中没有嘌呤或嘌呤含量很少，所以就可以无节制地食用，其实蔬菜中也存在一些"隐形杀手"，它们嘌呤含量较高却往往被人们忽视。比如高嘌呤的蔬菜有黄豆芽、绿豆芽、豆苗菜、芦笋、香菇等，中嘌呤的有油菜、茼蒿菜、大蒜、大葱、花豆、菜豆、皇帝豆、四季豆、金针菇、蘑菇、鲍鱼菇、生竹笋等。

💡 干果类

我们常吃的干果中有一些是嘌呤含量较高的，比如干葵花籽含高嘌呤，花生、腰果、栗子、杏仁含中嘌呤。

💡 佐料类

调味剂等佐料类食物也是我们餐桌美味不可缺少的一部分，但需要注意的是调味剂不只是调味，可能也会有高嘌呤，比如我们发面用的酵母粉，还有炒菜、做汤用的鸡精，不经意间摄食的高汤如猪肉汤、鸡肉汤等，都含有较高的嘌呤。有些人在餐馆进食了自认为的"清淡"食物发作了痛风，痛定思痛，发现自己所吃的食物能看得到的是青菜，而那令青菜美味的却是"高汤"。所以，大家不仅要熟练掌握食物中嘌呤的含量，还要慧眼识别那些隐藏的高嘌呤食物。

02 肉汤中嘌呤含量比肉类还高

炖肉时由于"嘌呤"能够充分脱落到久炖的汤中，所以肉汤中所含的嘌呤比肉本身要高出很多，更易导致体内嘌呤代谢产物尿酸升高。据测试每 100ml 肉汤中含嘌呤 160~400mg，比正常饮食要高出 30 倍！

03 涮火锅只涮菜也不能避免嘌呤摄入

①火锅调料一般是用肉汤、骨头汤等熬制而成的，本身嘌呤含量就较高。

②涮肉时会把嘌呤涮入了汤内。

③金针菇、香菇、竹笋、海带等常用涮菜也是高嘌呤食物，也是增加汤中嘌呤的食品。

所以纵使您涮的是大白菜，也会捞一肚子嘌呤。吃火锅只涮菜并不能避免嘌呤摄入，吃一次火锅比吃一顿正餐摄入的嘌呤要高十倍，甚至数十倍。

（二）生成增多

尿酸自身代谢生成增多，可能与基因遗传所导致的某些酶的缺陷有关，比如次黄嘌呤 - 鸟嘌呤磷酸核糖转移酶缺乏，导致促进尿酸合成酶的活性增高，引起血尿酸升高。相反，因为某些酶的缺陷，导致促进尿酸分解酶的活性降低，也会引起尿酸生成增多。

（三）排泄减少

01 肾脏排泄尿酸减少

肾脏对尿酸的排泄与肾小球滤过、近曲肾小管的重吸收和主动分泌等因素相关，各种原因引起的肾小球滤过减少、肾小管重吸收增加，均可导致尿酸排泄减少。

02 尿量减少

由于喝水少、出汗多补充不足等因素引起尿量减少，尿量减少，尿酸难以被顺利地排出体外，引起排泄减少，不仅如此，而且由于尿量减少时尿液浓缩，也容易导致尿酸结晶的沉积而形成尿路结石。

03 尿 pH 值降低

尿酸是弱酸性的，不溶于水，但可溶于碱性盐，它的游离与尿 pH 值相关。当尿 pH 值在 5.0 时，未游离尿酸占 85%，即 100ml 尿液中只能溶解 15mg 尿酸，不仅排出的尿酸减少，而且未游离的尿酸以微晶体形式沉积，容易形成结石。当尿 pH 值升高时，尿液中的尿酸更多地呈游离状态，能够更加顺利地排出体外。

04 脂代谢基因影响

肾脏对尿酸的排泄与载脂蛋白 E2 等位基因也具有一定的相关性，当血脂代谢紊乱，血浆极低密度脂蛋白水平升高时，肾脏尿酸排泄减少。

05 便秘

人体内的尿酸有一部分由肠道排出，或者被肠道内细菌分解，如果存在胃肠道疾病，比如长期的便秘，则会影响尿酸从肠道的排泄，而导致排泄减少。

（四）其他因素

01 性别

高尿酸血症的发病率男性高于女性，40 岁人群中男女发病比例是 20 ∶ 1，尤其是生活富裕、体态肥胖、事业有成、应酬较多、从事脑力劳动的 40~60 岁之间的男性更应注意。原因如下。

①激素水平：雌激素具有促进肾脏排出尿酸的作用，男性体内雌激素水平低于女性，由此便会导致尿酸排泄减少。虽然雌激素对女性具有保护作用，但是女性围绝经期期以后，雌激素水平下降，保护作用下降，高尿酸血症的发病率升高。

②从事脑力劳动的人员久坐不动，尤其如 IT 行业等工作人员长时间专注于工作，饮水量减少，排尿减少，也是引起尿酸排泄减少的原因，此部分人群也以男性为主。

③此外，男性饮酒、外出应酬等活动更多，摄入高嘌呤饮食的可能性更大。

02 遗传

高尿酸血症的发病和遗传关系密切，表现为家族性高发。同时由于父代饮食习惯对子代的影响，增加了子代患病的概率，在临床上我们往往可以看到，子代不仅发病，而且发病比父代要早。如果一级亲属（一级亲属是指一个人的父母、子女以及同父母的兄弟姐妹）关系中有两例高尿酸血症患者，那么这个患者的子代到一定年龄时患病的概率可达 50%，发病率相当之高。

03 肥胖

体重增加是高尿酸血症发生的独立危险因素，肥胖和高尿酸血症密切相关。

①肥胖可引起胰岛素抵抗，直接作用于肾脏的近曲小管细胞，促进水钠潴留和尿液酸化，使尿酸重吸收增加，排泄减少。

②长期肥胖可导致肾脏血流量减少，而尿酸排泄与肾血流量相关，尿酸排泄障碍，从而使血尿酸升高。

③肥胖时内脏脂肪堆积，脂肪酸分泌增加，流向肝脏，也会导致高尿酸血症。

04 高胰岛素血症

高胰岛素血症是指血液中的胰岛素水平超出正常的水平，而高胰岛素血症不仅会引起糖尿病，也会引起血尿酸升高。

①胰岛素具有刺激肾小管重吸收尿酸的作用，肾小管重吸收的尿酸增多，抑制排泄，从而导致血尿酸水平升高。

②高胰岛素血症，特别是伴有中心型肥胖者，内源性尿酸合成增加。

05 糖尿病

①血尿酸与血糖的关系密切，两者的代谢均需要经过糖酵解途径，其中的关键酶是 3- 磷酸甘油醛脱氢酶，2 型糖尿病患者此酶的活性下降，尿酸生成增多，产生高尿酸血症。

②在肾近曲小管，葡萄糖和尿酸竞争性地被重吸收，也会导致血尿酸升高。

③糖尿病患者容易并发微血管病变，肾微血管病变可导致肾缺血和肾血流下降，导致肾小球滤过率下降，而引起尿酸的排泄减少。

④糖尿病患者中某些降糖药物的使用，比如磺脲类、胰岛素等，也会影响血尿酸代谢而引起高尿酸血症。

06 高血压

高血压和高尿酸血症之间互相影响，高血压引起高尿酸血症的机制可能与以下方面有关。

①高血压可造成微血管损害，长期高血压引起肾小动脉硬化、肾血管阻力增加、有效血流量减少及肾小管受损等，均可使肾功能减退，影响肾脏排泄功能，也可造成尿酸排泄减少。

②高血压引起肾脏内缺血，也会因局部组织缺氧，使血乳酸水平增高，乳酸对尿酸的排泄有竞争性抑制作用，抑制尿酸盐在肾小管分泌，导致肾脏排泄尿酸减少。

③值得注意的是，部分患者由于高血压治疗过程中长期使用利尿剂，会抑制尿酸排泄，使血尿酸水平升高。

07 高脂血症

甘油三酯增高而诱发血尿酸增高的原因可能包括以下几个方面。

①遗传代谢缺陷所致，在脂代谢发生障碍的同时也伴有嘌呤代谢紊乱。

②脂肪酸合成增加，引起葡萄糖 -6- 磷酸酶的活性增加，嘌呤合成增多，导致血尿酸升高。

③血脂和尿酸的合成都主要在肝脏中进行，血脂增高

患者的体内酮体也相应增高，使肾脏排酸能力下降，血尿酸升高。

二、痛风发作的诱发因素

01 血尿酸升高

血尿酸升高是痛风发作的基础，长期高尿酸血症可引起关节及周围软组织尿酸盐结晶沉积，进而出现关节和软组织的炎症。

02 寒冷

寒冷是痛风发作的重要诱发因素，包括天气的寒冷以及使用空调所带来的寒冷。由于气温的突然降低，人体的血管容易发生收缩，尤其是肢体远端的血液循环就会减缓，而尿酸无法及时通过血液循环代谢排出，就会引起尿酸溶解度下降，尿酸盐结晶沉积在关节部位，引起痛风性关节炎的发作。

03 排尿少

在高尿酸血症的基础上，由于尿量减少导致尿酸排出减少，血液中尿酸浓度升高，尿酸盐结晶更容易在关节内发生沉积，而诱发痛风性关节炎。

04 精神压力大

高度精神紧张状态或者是抑郁状态，会导致内分泌紊乱，比如这种应激状态会引起儿茶酚胺分泌增多，促进黄嘌呤氧化酶的转录，进而促进尿酸的生成增多，肾上腺素在应激的过程中可以诱发氧化应激，导致 DNA 损伤，从而引起嘌呤及代谢紊乱，最终使内源性尿酸急剧升高，导致痛风的发作。

05 减肥

减肥可以诱发痛风，可能与以下因素相关。

①减肥时饮食结构不合理，部分人群在减肥期间以进食牛肉、羊肉、鱼、虾等为主，这些食物含嘌呤较高，造成血尿酸升高，容易导致痛风。

②限制饮食摄入，身体燃烧脂肪获取热量，脂肪代谢会产生大量的酮体，而酮体会阻碍尿酸经过肾小管排出体外，导致血尿酸水平的升高，从而导致痛风。

③减肥时采取的运动方式不合理，剧烈运动导致体内水分流失过多，水分补充不及时，尿酸浓度增高，诱发痛风。

④有些无良减肥药物中含有利尿剂、甲状腺素等药物，服用后造成体内嘌呤代谢紊乱，尿酸排泄异常，以致诱发痛风发作。

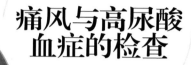

痛风与高尿酸
血症的检查

01 血尿酸

02 血糖

03 血脂

04 同型半胱氨酸

05 肝功能

……

01 血尿酸

血尿酸（UA）的值（尿酸氧化酶法）男性正常一般为 ≤420μmol/L（7mg/dl），绝经前女性正常一般为 ≤360μmol/L（6mg/dl），分别超过这个值时可视为高尿酸血症。

02 血糖

血糖检测包括空腹血糖、餐后 2 小时血糖、糖化血红蛋白。

①空腹血糖（FBG）：早晨采血前 8~12 小时内不进食任何食物然后所测的血糖值即为空腹血糖。正常人空腹血糖为 3.9~6.1mmol/L。

②餐后 2 小时血糖（PBG）：从进食第一口饭开始计算时间 2 小时就是餐后 2 小时血糖。正常人餐后 2 小时血糖在 7.8mmol/L 以下。

③糖化血红蛋白（HbA1c）：是血糖和血红蛋白结合的产物，且不可逆，它反映的是 2~3 个月的平均血糖水平。正常值为 4%~6%，HbA1c ≥ 6.5% 时考虑为糖尿病。

03 血脂

血脂检查主要包括四项，正常范围如下：总胆固醇（CHO）2.8~5.17mmol/L、甘油三酯（TG）0.56~1.7mmol/L、高密度脂蛋白胆固醇（HDL-C）男性为0.96~1.15mmol/L、女性为0.90~1.55mmol/L、低密度脂蛋白胆固醇（LDL-C）为0~3.1mmol/L，具体达标要求需结合患者的合并疾病情况进行具体评估。

04 同型半胱氨酸

同型半胱氨酸（Hcy）的正常范围为5~15μmol/L，如果超过正常范围值，通常可以认定为同型半胱氨酸增高。血清同型半胱氨酸浓度升高是冠心病、中风、外周血管粥样硬化以及动静脉栓塞的危险因子。同型半胱氨酸的数值越高，通常代表患病的概率越高，或者是心肌损伤的程度越严重。

05 肝功能

肝功能检查包括谷丙转氨酶、谷草转氨酶、总胆红素、间接胆红素、总蛋白、白蛋白等项目。

①谷丙转氨酶（ALT）：正常值参考范围0~40 U/L，

谷丙转氨酶升高见于慢性肝炎、肝硬化、脂肪肝、肝癌等。

②谷草转氨酶（AST）：正常值参考范围 0~40 U/L，谷草转氨酶升高见于急性心肌梗死、外伤、肝癌、剧烈运动后等。

③总胆红素（TBILI）：正常值参考范围 1.7~17.0 μmol/L，总胆红素升高见于药物或酒精性肝炎、病毒性肝炎、溶血性黄疸等。

④直接胆红素（DBILI）：正常值参考范围 1.7~7.0 μmol/L，直接胆红素升高见于胆道梗阻、药物或酒精性肝炎、病毒性肝炎、溶血性黄疸等。

⑤间接胆红素（IBILI）：正常值参考范围 1.7~13.7μmol/L，间接胆红素升高见于溶血性黄疸。

⑥总蛋白（TP）：正常值参考范围 60~85g/L，总蛋白降低见于慢性肝炎、肝硬化、慢性肾衰竭。

⑦白蛋白（ALB）正常值参考范围 40~55g/L，白蛋白降低见于慢性肝炎、肝硬化、慢性肾衰竭。

06 肾功能

肾功能检查包括血肌酐、尿素氮、血尿酸等项目。血肌酐（SCr）正常值参考范围男性为 53~106μmol/L，女性为 44~97μmol/L；尿素氮（BUN）正常值参考范围为 3.2~7.1mmol/L。血肌酐、尿素氮升高见于急性肾衰竭、慢性肾衰竭等。

尿素氮、肌酐的正常范围因不同医院检验设备和试剂的不同而略有不同，可通过计算肌酐清除率、肾小球滤过率等指标用来评估肾功能是否有受损的情况。

07 血常规 +C- 反应蛋白

血常规检查可以帮助患者检查贫血及炎症，以白细胞计数（WBC）、红细胞计数（RBC）、血红蛋白（HGB）和血小板计数（PLT）最具有参考价值，正常值参考范围：白细胞为（4.0~10.0）$\times 10^9$/L，男性红细胞为（4.0~5.5）$\times 10^{12}$/L，女性红细胞为（3.5~5.0）$\times 10^{12}$/L，男性血红蛋白为 120~160g/L，女性血红蛋白为 110~150g/L，血小板为（100~300）$\times 10^9$/L。在痛风急性发作期，局部红肿热痛会合并感染，往往会出现外周血白细胞计数升高，但很少超过 20×10^9/L，中性粒细胞相应升高。当高尿酸血症导致肾脏损害，出现肾功能下降时，可伴有轻、中度贫血，但血红蛋白一般不低于 90g/L。

C- 反应蛋白（CRP）可以反映身体炎症程度，数值越高炎症反应越重，正常参考值为 0.068~8.2mg/L。在痛风急性发作时，C- 反应蛋白可明显升高，如果痛风症状缓解，C- 反应蛋白会逐渐下降，对于痛风无症状期或者间隔期，C- 反应蛋白可正常。

08 血沉

血沉（ESR）可以了解疾病和观察疾病的发展和变化，升高表示可能处于急性炎症期、类风湿关节炎活动期、组织严重破坏、存在严重贫血等，正常参考值为男性0~15mm/h，女性0~20mm/h。

痛风急性发作或伴有感染时会出现血沉增快，痛风缓解期血沉可逐渐恢复正常，但痛风所致的血沉增快一般不会高于60mm/h。如果血沉升高，需要在关节红肿消失后复查，如果仍高，需要进一步检查，排除是否有结核、结缔组织病、风湿热等各种急、慢性炎症或其他疾病。

09 尿常规

尿常规检查包括多个项目，其中以下几项最具有参考价值。

①尿酸碱度（pH）：正常参考值范围为4.5~8.0，pH值过低提示尿液偏酸，pH值过高提示尿液偏碱。

②尿比重（SG）：正常参考值范围为1.003~1.030，受年龄、饮水量和出汗的影响，比重过低提示水较多，比重过高提示饮水较少或者出汗较多导致尿液浓缩。

③白细胞（WBC）：每高倍视野低于5个，升高提示存在泌尿系统感染。

④红细胞（RBC）：每高倍视野低于 3 个，升高提示血尿，需要进一步检查明确原因。

⑤尿隐血（BLD）：小于 10 个 /μL，升高提示血尿，同样需进一步检查。

⑥尿糖（Glu）：正常值小于 2.8mmol/L，升高提示可能是糖尿病，也可能是因肾糖阈降低所致的肾性糖尿。

⑦尿蛋白（PRO）：正常值小于 0.3g/L，升高多见于肾脏疾病。

⑧尿酮体（Ket）：正常值小于 1mmol/L，升高多见于重症糖尿病、长时间禁食、呕吐、腹泻等。

⑨尿胆红素（BIL）：正常值小于 15μmol/L，升高多提示有黄疸存在。

需要注意的是，以上项目中有些指标在某些医院检查时为定性指标，如白细胞、红细胞、尿隐血、尿糖、尿蛋白、尿酮体、尿胆红素等，没有具体数值，以阴性、阳性来表示，通常见的可能标注为（ - ）、（ + ）、（ ++ ）或（ +++ ），正常为阴性（ - ）。

⑩ 痛风关节的 X 线检查

关节 X 线是痛风性关节炎诊断及了解疾病发展的重要检查手段之一，价格便宜，检查方便，是目前应用较多的影像学检查。

①软组织：通过检查可发现关节软组织肿胀程度。

②关节：急性痛风性关节炎发作早期，关节显影多正常；痛风反复发作后才会发生骨质改变，在 X 线上首先表现为关节软骨边缘破坏，关节面不规则，关节间隙狭窄；随着病变进一步发展，则会在软骨下骨质及骨髓内见到痛风石沉积，骨质呈凿孔样缺损，这是痛风性关节炎的典型改变，骨质边缘一般都是锐利的，而缺损呈半圆形或连续弧形，另外在骨质边缘还可出现骨质增生反应。

⑪ 痛风的"放大镜"——双能 CT 检查

双能 CT 能较特异地显示组织与关节周围尿酸盐结晶，相比 X 线检查、超声检查，更容易发现和诊断隐匿期或者不典型痛风，可以说是痛风的"放大镜"。通过对早期痛风结晶及少量痛风结石的检出，可以对疾病进行早干预、早治疗，同时还可以用于评价降尿酸治疗的疗效。

⑫ 痛风关节的超声检查

对痛风关节进行超声检查，可以用来评估软骨和软组织尿酸盐结晶沉积、滑膜炎症、痛风石及骨侵蚀的情况，可以表现为以下几种形式。

①暴雪征：如果存在关节腔积液时，尿酸盐结晶在关节液内会出现不均质的细小点状回声，被称为暴雪征。

②双轨征：尿酸盐结晶在关节软骨表面沉积时，会形

成双轨征。

③痛风石：如果在关节内或肌腱内出现高回声聚集灶则提示存在痛风石。

⑬ 泌尿系统的超声检查

泌尿系统超声检查包括两侧肾脏、输尿管及膀胱，男性一般还包括前列腺，是检查泌尿系统疾病首选和使用频率最高的常用检查方法。通过简单的泌尿系统超声检查可以发现很多常见的疾病，比如泌尿系统结石、肾脏积水、肾脏囊肿、膀胱肿瘤、肾脏肿瘤等，都可以有一个初步的判断。

⑭ 滑囊液检查

滑膜液检查是通过穿刺针进入关节抽取滑膜液，作为常规及细菌学检查，可以判断关节炎症、疼痛或肿胀的原因。常用于检查关节腔内积液的性质，可诊断炎症性关节炎、化脓性关节炎、痛风性关节炎、类风湿关节炎等关节疾病，具有时间短、诊断率高、安全度高的优点。如果检查可见双折光的针形尿酸钠晶体，则对痛风性关节炎具有确诊的意义，称作"金标准"。但是目前偏振光显微镜查找尿酸钠晶体的应用并未普及，而且关节液标本也比较难获得，通过滑囊液检查进行诊断具有一定的难度。

⑮ 关节镜检查

关节镜是利用微创技术对关节腔隙进行检查，对关节损伤状况做出诊断的技术，作用有二。

①诊断：可以使医生在不用手术开放关节腔的情况下，直视滑膜、软骨、半月板及韧带等结构，并可采集病变组织做病理活检。

②治疗：比如关节腔内注入药物、切除病变、增生组织、修复半月板等。

关节镜检查需要在手术室麻醉后进行，时间较长，可能需要数十分钟；如果需要治疗，可能还要有不同程度的延长。

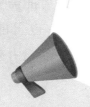

不可不知的
细节

01 第一次看病要注意什么

02 就诊前尽量不排尿

03 如果痛风急性发作尽量拍照片

04 什么是清洁中段尿，怎样准确留取清洁
　　中段尿

05 晨尿的留取方法

......

（一）就诊和检查需要注意的细节

01 第一次看病要注意什么

第一次看病尽量空腹，因为可能需要做一些空腹抽血化验，项目如血尿酸、血脂等，也可能会做脏腑超声检查，以准确诊断以及全面了解患者合并疾病的情况。

02 就诊前尽量不排尿

怀疑有肾结石的患者需要憋尿进行肾脏及输尿管超声检查，尿常规检查也需要足够的尿量来留取合格的尿液标本，所以就诊前尽量不要排尿，方便及时进行检查，节省时间。

03 如果痛风急性发作尽量拍照片

有的患者痛风发作后没有及时去医院就诊，等就诊时关节局部的症状已经发生了变化，甚至有的疼痛较轻的患者多次发作后才去医院就诊，所以为了让医生准确地了解病情，建议有痛风发作的时候尽量进行拍照，可以清晰直观地反映关节的情况。

04 什么是清洁中段尿，怎样准确留取清洁中段尿

正确留取尿液标本是保证尿检结果准确的关键，尿液标本要求留取清洁中段尿，即指在留取尿液标本时，持续排尿，先排出约 1/3 尿液，将尿道冲洗干净，然后再留取中段尿液送检，减少尿道或尿道口不洁净对化验的影响。留尿前女性患者需清洁外阴；男性患者包茎者，应将包皮翻开洗净。女性患者月经期一般不留取尿液做检查以免和月经血相混而造成血尿的假象。

05 晨尿的留取方法

晨尿是指清晨起床后，未做运动、未进食早餐之前第一次排出的尿液。因晨尿较饮水后排的尿较为浓缩一些，尿中有些成分比白天的尿为多，能较充分地反映肾脏病变情况，也可避免饮食干扰，所以晨尿是最理想的常规检验用标本。晨尿留取时取清洁中段尿 3~5ml，装入指定的无菌容器中，在 2 小时内送检。

06 随机尿是什么时间留尿

随机尿是指当天任何时间留取的尿液，随机尿留取也

是需要留取清洁中段尿 3~5ml，装入指定的无菌尿检容器中送检。

07 定期复查血尿酸很重要

①血尿酸的控制水平与并发症的发生密切相关，所以定期复查血尿酸，监测血尿酸水平，将其控制在理想范围内，是预防痛风性关节炎发作以及间质性肾炎等肾脏损害出现的关键。

②有些患者在痛风发作时可能比较注意，而无症状时却忘记了曾经的疼痛，放松了对自己控制饮食等方面的要求，通过定期复查血尿酸水平，可以及早发现血尿酸升高的苗头，从而采取措施将其扼杀在摇篮中。

③此外，通过检查血尿酸水平，可以更好地指导药物调整，在血尿酸正常的范围内把药物的不良反应降到最低。

08 复查血尿酸的频率也有"度"，过频、过少均不宜

复查血尿酸的频率过频、过少均不宜，应该结合患者具体的病情情况来决定，合理有度。

①在痛风急性发作期，因起病急，临床症状多，故需根据具体病情决定复查频次，一般建议每 1~2 周复查一

次，严重者可适当增加次数。

②刚开始降尿酸治疗时，一般每 2~4 周复查一次血尿酸，再根据血尿酸高低情况，酌情递增或者递减降尿酸药物剂量，直至血尿酸达到理想治疗目标值。

③高尿酸血症患者无不适症状时，可以每 3 个月复查一次。

④在血尿酸控制达标后，建议每 6 个月复查一次。

09 拍腹平片之前要把肠道先"清理干净"

①拍腹平片检查的前三天应禁止服用含有铁、钙、碘等容易在 X 线下显影的食物或药物，前一天的晚上进食少量易消化、产气少的食物，检查当日的早晨不能再进食。

②在拍腹平片检查之前需要排空大便，前一天晚上可服用复方聚乙二醇电解质散等药物帮助排便，清洁肠道，在 20 点之后停止服用。

10 关节腔穿刺注意事项

①患者要保持平和的心态，调整情绪，尽量放松，避免产生过度焦虑的情况。

②穿刺部位皮肤需保持清洁干净，局部无伤口破溃感染，无急性皮疹，否则穿刺后容易引起皮肤感染扩散，或

将细菌污染物带入关节内引起关节腔内感染。

③穿刺时患者需保持关节放松状态，避免过度紧张或肌肉过度收缩引起关节腔间隙狭窄，使医生能够顺利地完成关节腔穿刺操作。

④穿刺后保持穿刺部位清洁卫生、干燥，避免潮湿和污染，若出现穿刺部位红肿、渗血、麻木等不适，应及时就诊。

⑤穿刺后应注意患肢休息，避免早期剧烈活动引起关节内出血或积液增多，必要时可用弹力绷带缠绕患肢及膝关节以减轻肿胀，患肢可抬高于心脏位置促进消肿。

⑪ 关节镜检查前要准备什么

①患者要调整情绪，放松心态。

②关节镜检查对局部的皮肤要求比较严格，检查前做好皮肤保护非常重要，要避免抓伤、碰伤患肢，如皮肤出现瘙痒、皮疹等现象应及时告知医生。

③如果是长期服用阿司匹林、氯吡格雷等抗血小板、抗凝药的患者，需要在停药1周后再进行关节镜检查。

（二）影响血尿酸及尿 pH 值的药物

01 具有升高血尿酸作用的降压药物

髓袢利尿剂、噻嗪类利尿剂等排钾利尿剂，可以通过抑制肾小管分泌从而升高尿酸，甚至诱发痛风的发作，如呋塞米、布美他尼、托拉塞米、依托尼酸、氢氯噻嗪、氨苯蝶啶等。服用含有利尿剂的复方降压药也会出现类似情况，如噻嗪类利尿剂的复方制剂、复方可乐定片、复方利血平、复方降压片、北京降压 0 号、珍菊降压片等。β受体阻滞剂会阻碍肾脏对尿酸的排泄，升高血尿酸浓度，如普萘洛尔、美托洛尔等。

02 具有降尿酸作用的降压药物

部分降压药，在降压的同时，兼有降尿酸作用，具体包括如下。

①二氢吡啶类钙通道阻滞剂，如氨氯地平。

②长效钙通道阻滞剂，如西尼地平。

③氯沙坦钾。

03 导致血尿酸升高的降糖药

磺脲类降糖药长期服用都可能影响肾功能，减少尿酸的排出，从而升高血尿酸，如格列美脲、格列齐特、格列本脲等。高尿酸血症合并糖尿病患者，使用胰岛素治疗后，血尿酸水平也会升高，约升高 75μmol/L。

04 有降尿酸作用的降糖药

目前已明确具有降尿酸作用的降糖药物主要有 α-糖苷酶抑制剂、胰岛素增敏剂、二肽基肽酶-4（DPP-4）抑制剂、钠-葡萄糖协同转运蛋白-2（SGLT-2）抑制剂和二甲双胍等。

05 警惕"明星"药阿司匹林

小剂量阿司匹林在临床上使用非常广泛，但其代谢产物水杨酸可竞争性抑制尿酸的排泄升高尿酸，长期服用易引起高尿酸血症，甚至诱发或加重痛风。对于需要长期服用阿司匹林的患者，应该定期监测血尿酸。

06 哪些抗结核药会升高血尿酸

部分抗结核药由于药物本身或代谢产物可与尿酸竞争有机物排泄通道，减少尿酸排泄从而升高尿酸，如吡嗪酰胺、乙胺丁醇等。

07 小心肿瘤化疗药物及免疫抑制剂中的陷阱

嘌呤拮抗剂如 6- 巯基嘌呤、硫唑嘌呤、硫鸟嘌呤等，其代谢后生成尿酸衍生物，可升高尿酸。而噻替哌、环磷酰胺、异环磷酰胺、巯基脲、放线菌素 D、长春碱等，因对肝肾有毒性，可致肾功能受损而影响尿酸排泄，最终导致尿酸升高。

08 核酸类保健品也会升高血尿酸

核酸胶囊、核酸口服液，食用后在体内生成的过多的嘌呤核苷酸可被转化为核苷，最终生成尿酸而导致血尿酸升高。

09 具有降尿酸作用的降脂药物

有些降脂药物也具有降尿酸的作用，比如常用的阿托伐他汀钙和非诺贝特，可以通过促进肾脏尿酸排泄，降低血尿酸水平。

⑩ 导致尿 pH 值检查结果偏高的因素

临床上有些疾病会影响尿 pH 值偏高，常见的疾病如下。

①由于消化系统疾病或其他疾病引起的频繁呕吐，导致胃酸大量流失，身体会通过肾脏进行调整，尿液 pH 值增高，呈现碱性。

②膀胱炎等泌尿系统感染，由于细菌感染的分泌物一般为碱性，会导致小便碱性增高。

③肾小球肾炎时，由于肾小球过滤功能下降，部分患者会出现尿是碱性的情况。

④肾小管性酸中毒，由于各种病因导致肾脏酸化功能障碍，使体内酸性物质排出过多，从而引起的一种临床综合征，出现尿是碱性的情况。

此外，饮食因素的影响，摄入过多的碱性食物，包括各种蔬菜、水果，也会导致尿液 pH 值升高的情况，比如典型的有菠菜、紫菜、海带等。

⑪ 导致尿 pH 值检查结果偏低的因素

①某些疾病会引起尿液偏酸，如代谢性酸中毒、泌尿

系结核、糖尿病酮症酸中毒等。

②摄入肉类等酸性食物过多也会导致尿液偏酸。

③药物的影响，会酸化尿液，比如氯化铵、氯化钙、氯化钾等。

④生理活动导致的尿 pH 值一过性的偏低，呈现酸性，如剧烈运动、应激、饥饿、出汗等。

痛风与高尿酸血症的非药物治疗

01 饮食控制在治疗中的重要性

02 压死骆驼的最后一根稻草

03 了解肉类的嘌呤含量

04 动物不同部位的肉嘌呤含量不同

05 怎么吃嘌呤含量高的蔬菜

......

（一）饮食

01 饮食控制在治疗中的重要性

高尿酸血症与我们日复一日地进食高嘌呤饮食有不可分割的关系，过去高尿酸血症是在沿海地区高发病，而如今随着生活水平提高，我们的食谱发生了重大变化，我们需要在美食与健康之间踩跷跷板，以期达到一个动态平衡。

02 压死骆驼的最后一根稻草

严格的饮食控制可以使血尿酸下降 60~120μmol/L，也就是说即使不进食含嘌呤的食物也仅能降低 10% 的血尿酸水平，这个结论也许让很多人很泄气，所以干脆就不控制饮食了。但是不要忽略了一个问题：当您的血尿酸已经在痛风发作的边缘时，一顿火锅、一顿手抓羊肉，也就是那"临门一脚"，也是那压死骆驼的最后一根稻草。

03 了解肉类的嘌呤含量

肉类食物的嘌呤含量均较高，如果需要摄入肉类，在血尿酸控制理想的前提下，可选择嘌呤含量相对较低的种类，如鸽子、牛肉等，而且一定要注意监测血尿酸水平。

04 动物不同部位的肉嘌呤含量不同

同一种动物，不同部位的嘌呤含量也有所不同，比如普通的牛肉属于中等嘌呤食物，每100g中含嘌呤83.7mg，而小牛颈肉则属于高嘌呤食物，每100g中含嘌呤1260.0mg，差距非常大，所以在日常生活中要留意不同食物的嘌呤含量。

05 怎么吃嘌呤含量高的蔬菜

嘌呤含量高的蔬菜并不是绝对不可以吃。如菠菜、扁豆等，我们可以把这些蔬菜先焯水，因为嘌呤为水溶性物质，在高温下更易溶于水，所以焯水会降低其嘌呤含量，相对于没有高尿酸血症的人来说，焯水时可以时间久一些。

06 嘌呤含量低的蔬菜可以大量吃吗

建议可以多进食含嘌呤低的新鲜蔬菜，推荐每天摄入不少于 500g，其中深色蔬菜如紫甘蓝、胡萝卜等，应当占一半以上。因为维生素、植物化学物等营养成分可促进肾脏尿酸排泄，起到降低尿酸的作用。而新鲜蔬菜中通常含有丰富的植物化学物，包括生物碱类、黄酮类等，有助于改善高尿酸血症，降低痛风发作风险。

07 肉类也可以焯一下再吃吗

菜可以焯水，肉可以焯么？当然可以。您已经触类旁通学会了对高嘌呤食物的处理，肉类也可以焯一下再吃，可使肉里的嘌呤溶于汤中，既减少了嘌呤的含量，也确保蛋白的摄入，让自己的食物营养均衡。

08 哪些海鲜能吃

提到海鲜，大家可能认为都是高嘌呤食物，其实也不尽然，有些海鲜嘌呤含量并不高，比肉类嘌呤含量还低，如海参、海蜇皮、鳜鱼、金枪鱼等，但是海参不能作为我们补充蛋白质的日常用品。

09 河鲜可以吃吗

与海鲜相比，河鲜嘌呤含量是不是低呢？并不是。有些河鲜的嘌呤含量也很高，患者也应该限制食用，比如蚌蛤、草虾、青鱼、草鱼、鲤鱼、鲫鱼等。

10 常见碱性食物有哪些

食物的酸碱性并非通过口感来划分的，也不是根据食物直接测试 pH 值的大小而分类的，而是依据食物经消化后留在体内的无机盐的酸碱性来决定的。碱性食物是指食物经消化后所得成分中主要含有钾、钠、钙、镁等元素，其溶于水之后生成碱性溶液，常见的包括各种蔬菜、水果、豆类等。豆类如豆浆、豆腐、豆干等豆制品；蔬菜如白菜、菠菜、卷心菜、芹菜、油麦菜、生菜、油菜薹等；水果如橘子、葡萄、柠檬、柚子、香蕉、苹果、梨子、西瓜、哈密瓜、草莓、柿子、石榴、猕猴桃等。

碱性食物对于高尿酸血症的作用重大，因为尿酸在碱性作用下容易排出体外，所以多吃碱性食物可以促进尿酸的排泄，降低、平衡血液中的尿酸浓度。

11 常见酸性食物有哪些

酸性食物是指食物消化后所得成分中主要含有氮、碳、硫、氯、盐等元素，溶于水之后生成酸性溶液，比如富含蛋白质的食物，主要有牛肉、羊肉、猪肉、鸡肉、鸭肉、鱼肉、虾、蛋黄、蚕豆、油炸豆腐、花生、谷物、白米、糙米、面粉、啤酒以及干紫菜等。

12 醋是酸性还是碱性食物

醋入口是酸的，但实际上是碱性的，也就是说醋是酸味的碱性食物，如果不是进食醋后有不适感，高尿酸血症的患者可以在餐桌上常备一瓶调味剂"醋"。

13 啤酒可以喝吗

每天喝啤酒的人患痛风的概率是不喝啤酒的人的 2.5 倍，所以痛风患者应远离啤酒。因为啤酒是以大麦芽、酒花、水为主要原料，经酵母发酵作用酿制而成的饱含二氧化碳的低度酒精酒。酵母是一种单细胞真菌，酵母发酵过程中会产生大量的嘌呤，每 100g 酵母中嘌呤含量为 559.1mg。此外啤酒中含有较高的二氧化碳，有一定的酸性，大量饮用会降低尿液的 pH 值，使尿酸结晶不易排出体外。

14 白酒可以喝吗

啤酒不能喝，白酒也不能喝！因为白酒也是发酵酿造的，而不是勾兑的。每天喝烈性白酒的人罹患痛风的危险是常人的1.6倍。白酒中的乙醇，在人体内代谢会产生乳酸，使血乳酸浓度升高，乳酸可抑制肾小管对尿酸的分泌，使尿酸的排出进一步受到阻碍。

15 馒头、面包可以吃吗

馒头、面包属于发面食品，里面含有酵母，嘌呤含量很高，所以要少吃。不仅馒头、面包要少吃，发面饼、发面包子、烙饼、发糕等发酵食品都要少吃。

16 可以吃糕点吗

糕点的制作方法多样，种类也是众多。比如常见的豆类做馅料的糕点，由于豆类做馅料的过程中需要加入大量的水，嘌呤溶解于水中，减少了豆馅中嘌呤的含量，高尿酸血症患者可以适量食用。而火腿馅、海鲜馅、灌汤、灌肉汁等种类的糕点，由于馅料属于高嘌呤食物，所以不应食用。另外需要注意的是，大部分糕点都会含有一定量的糖和油脂，尤其是动物油脂，所以高尿酸血症合并糖尿病或高脂血症的患者应该减少食用量。

17 为什么要限制果糖的摄入

果糖是葡萄糖的同分异构体，是一种甜度高、能量低的单糖。

①果糖在体内代谢时可能会产生尿酸，从而导致尿酸升高。

②果糖在体内的代谢产物以酸性代谢产物为主，与酸性的尿酸排泄发生冲突，也会导致尿酸升高。

③含果糖的食物有含糖饮料、鲜榨果汁、果葡糖浆、果脯蜜饯等，应该限制摄入。

④尽管水果中也含有果糖，但水果中的维生素 C、黄酮、多酚、钾、膳食纤维等营养成分可以改变果糖对尿酸的影响作用，因此水果的摄入并不会引起高尿酸血症以及痛风，无须限制。

18 牛奶、鸡蛋可以放心吃吗

鸡蛋的蛋白、牛奶等嘌呤含量较低，可放心食用。乳蛋白是优质蛋白的重要来源，可以促进尿酸排泄，鼓励每天摄入 300ml 以上或相当量的奶或奶制品。

⑲ 坚果应该怎么吃

坚果中含有丰富的蛋白质、维生素、不饱和脂肪酸、矿物质等营养成分，适量食用具有补充营养、促进消化、保护血管、益智健脑等作用。但需要注意的是干葵花籽为高嘌呤食物，杏仁、栗子、腰果、花生为中等嘌呤食物，应该避免食用。

⑳ 为什么要吃细粮

细粮是指谷物经过加工，脱去其外皮的粗硬部分，剩下中间柔软粉质部分的粮食，其嘌呤含量一般都比较低，包括精制面条、白米、糯米、面粉、米粉等。粗粮主要包括谷类中的玉米、紫米、高粱、燕麦、荞麦、麦麸以及各种干豆类，其含有高纤维，且所含的嘌呤要相对高于细粮。所以细粮更适合高尿酸血症患者食用。

㉑ 三大营养素的每日摄入要求

①碳水化合物：基本与正常人要求相同，摄入应占总热量的 50%~65%，每日的摄入量在 250~400g。如果血糖升高的患者，尤其是餐后血糖控制不佳的患者可适当降低碳水化合物的摄入，在控制碳水化合物总量的同时应选择

低糖生成指数碳水化合物。

②蛋白质：每日的摄入量是 0.8~1.2g/kg 体重，因肉类中嘌呤含量较高，所以高尿酸血症患者的蛋白质供应以蛋、奶、豆制品为主，肉类为辅。如果是在痛风急性发作期，需要严格限制嘌呤的摄入，甚至可能会禁食肉类，增加牛奶、鸡蛋的摄入量以保证日常蛋白质的供应。豆类的不同成品嘌呤含量不同，以黄豆为例：每 100g 干黄豆含嘌呤 218.0mg，干豆腐含 94.0mg，水豆腐含 68.0mg，黄豆芽含 500.0mg。

③脂肪：限制脂肪的摄入，每日 25~30g。

22 减少容易引起肾结石的食物摄入

高尿酸血症会引起尿酸盐结石，并且可能会与钙盐结石混合出现，而钙盐结石的出现与饮食也有密切的关系，所以在饮食上除了注意限制高嘌呤类食物的摄入外，还要注意以下几类食物。

①草酸含量高的食物：有涩味的蔬菜一般含草酸，比如芥兰、马齿苋、竹笋、茭白等。

②脂肪含量高的食物：特别是动物脂肪，因为其会减少肠道中可结合草酸的钙，导致进入血液循环和肾脏的草酸增加，从而导致肾结石。

③蛋白含量高的食物：尤其是肉类，它会增加尿钙的排泄，导致肾脏中钙的浓度增加进而导致肾结石。

④糖含量高的食物：高糖饮食也会增加尿钙的排泄，进而增加肾结石的风险，尤其注意乳糖，会促进钙的吸收。

⑤钠含量高的食物：高钠食物也会增加尿钙的排泄，增加肾结石的发病。

23 合并高血压的饮食要求

①低嘌呤饮食：严格控制饮食中的嘌呤含量，以低嘌呤食物摄入为主。

②低盐饮食：限制食盐摄入，不吃腌制品，可以减少水钠潴留，帮助降低血压，还可以改善肾脏局部血流动力学，有利于延缓高尿酸血症的进展。

③低脂饮食：限制脂肪及胆固醇的摄入，可以有效预防动脉硬化，从而减少动脉硬化导致的尿酸排泄障碍和血压升高。

④适当增加含钾食物的摄入：如香蕉等含钾高的食物，可以对抗钠引起的升压及血管损伤作用，也可促进尿酸溶解，减少尿酸沉积。

24 合并了糖尿病，我还能吃什么

患糖尿病又有高尿酸血症的患者抱怨：现在啥也不能吃，快跟兔子吃得一样了，只能吃青菜。两个疾病都有各自的饮食要求，两个疾病合在一起那食谱就更窄了，就更需要细心地调配饮食，以免一味禁忌，导致营养不良，出现其他疾病。相比较而言，高尿酸血症饮食要求更严格，因此，我们只要记住了高尿酸血症的饮食要求，然后注意监测血糖，根据血糖水平调整碳水化合物的摄入量即可。什么都能吃，控制的不过是量而已。

（二）饮水

01 多饮水，多排尿

在心、肾功能正常情况下应当足量饮水，以保证每天排尿量在 2000ml 以上，这样有助于尿酸从尿液中排出，防止尿酸结晶形成，也防止尿酸结晶沉积形成结石。如果尿常规中已有尿酸结晶，那更要多饮水，并且要一次大量饮水，快速排尿，将尿酸结晶排出体外。如果心、肾功能不全，饮水量则需要根据出量来定入量。

02 饮水量的计算方法

饮水量的计算公式为：每天饮水量 = 体重（kg）× 30~40（ml），但实际计算时还需考虑多种因素。

①考虑年龄和性别的因素：儿童和青少年的身体代谢

较快，饮水量相对较高；女性在月经期间以及孕期和哺乳期间需要更多的水分补充。

②考虑环境和活动水平的因素：在炎热的环境中，人体容易出汗，因此饮水量需要相应增加；进行剧烈运动或长时间运动时，也需要增加饮水量以补充身体水分的流失。

③特殊情况下的饮水量计算：比如某些疾病的影响，需要增加或控制饮水量。

所以，高尿酸血症与痛风患者，在饮水量计算公式的基础上，需要足量饮水来促进尿酸排泄，同时也要充分考虑出汗、运动等因素的影响。建议每天饮水量2000~3000ml，以保证排尿量在2000ml以上。

03 怎样饮水才更健康

饮水应该从早到晚积极主动地频饮，不要等到口渴了才一次性暴饮，口渴是大脑对体内缺水的信息反馈，人在感觉口渴时已失去了相当于1%体重的水分了，等到口渴才喝水，主要解决的是补充体内水分的不足，对促进排尿酸效果较差。而不渴不饮水的那个阶段，血液黏稠度已经升高了，血尿酸浓度也升高，已经有尿酸结晶沉积在关节，所以应该随时随地勤饮水。

04 饮水能改变尿 pH 值吗

临床观察到大量饮水、大量排尿的患者，他的尿 pH 值会有所升高，这可能与大量尿液排出了大量酸性物质有关。

05 柠檬水是酸性的还是碱性的

喝到口中是酸的不一定是"酸性"，比如柠檬中含有丰富的柠檬酸，但柠檬酸在体内完全代谢后，会生成二氧化碳和水，随着二氧化碳呼出体外，其酸性就会消失；且柠檬当中的钾、钙、镁等离子会留在体内，与酸根离子结合，降低尿液的酸性。所以柠檬实际为碱性食物，柠檬水同样是碱性的。

06 饮料不可以代替饮水

饮料是指以水为基本原料，由不同的配方和制造工艺生产出来，供直接饮用的液体食品。现在市场上的饮料种类繁多，但不管何种饮料一般都含有不等量的糖、酸、乳、钠、脂肪、能量等。

其中含糖量多的甜饮料往往会加重高尿酸血症的病情，因为其糖多为果糖，果糖可增加胰岛素抵抗，减少肾尿酸排泄，最终促进血尿酸水平增高，所以，此类饮料不建议饮用。而像苏打水、苹果醋、绿茶等饮料，其中果糖含量很少，并且为弱碱性，可以适量饮用。但无论哪种饮料，都不可以代替饮水，对于高尿酸血症患者，优先推荐饮用白水。

07 纯净水的利与弊

益处：纯净水是指将天然水经过多道工序处理、提纯和净化的水，其不含杂质、不含细菌、不含矿物质，可以减少结石的形成。

弊处：①目前纯净水制作过程中最常用的方法是反渗透法，会使其 pH 值偏低，在 5.5~6.5 之间，呈弱酸性。我们国家饮水卫生标准中 pH 值为 6.5~8.5，所以不宜长期饮用纯净水。

②自然界水中的镁、钙对人体有益，而纯净水把这些过滤掉了，长期饮用容易导致矿物质类营养素缺乏，需要在其他食物中进行摄入补充。

08 喝矿泉水会增加痛风结石的发生吗

①矿泉水含有钙、镁较多，有一定硬度，常温下钙、镁呈离子状态，极易被人体所吸收，起到很好的补钙作用，这时有人可能会担心矿泉水会不会增加痛风结石的

发生。

②矿泉水 pH 值偏高，一般在 6.5~8.5，属于弱碱性，可以碱化尿液，阻止草酸钙、磷酸盐和尿酸盐结晶检析出；其中的镁离子还可以促使尿液中草酸钙溶解，具有溶石作用。

由此可见，喝矿泉水并不会增加痛风结石的发生。

09 高血压患者需要多饮水怎么办

高血压患者体循环动脉压升高，周围小动脉阻力增高，并有不同程度的血容量增加，可以通过排水、排钠来降低血压。多饮水，尤其是一次性喝过多的水会导致体内循环血容量增加，会进一步导致血压升高，甚至出现头晕、恶心、呕吐等症状。

因此，高血压患者饮水一定要适量，需要避免过量饮水，更要避免一次性饮水过多。合并高尿酸血症时，需要两者兼顾，少量频饮，保证尿量。

10 水肿时需要怎样饮水

①轻度水肿：一般不影响心肾功能，可多饮水多排尿。

②中度水肿：中度水肿时不提倡多饮水，应适度地限制饮水量，避免加重肾脏、心脏的负担。

③合并肾衰、心衰：水钠潴留严重，伴有急性肾衰竭、慢性肾衰竭、心功能衰竭等情况时，应当严格限制水的摄入量，量出为入，根据尿量和体重来判断饮水的摄入量。另外，建议夜晚饮水不宜过多，避免在夜间出现心衰发作的情况。

所以高尿酸血症合并水肿时，是否需要多饮水要通过评估病情的轻重缓急来综合决定。

⑪ 运动时要带水

运动过程中出汗、呼吸增快等因素，都会导致比平时消耗更多量的水分，因此需要比平时饮水量要多才能达到高尿酸血症所要求的饮水量、排尿量。水摄取量应以补足失水量、保持水平衡为原则，一般每次补水不可多补，以每半小时补水 200~300ml 为宜。所以运动时切不可犯懒不带水。

⑫ 出汗多时要增加饮水量

大量出汗会导致机体水分以及电解质流失，不及时补充很容易出现电解质紊乱，所以应当及时增加饮水量，补充水分的丢失。具体增加多少饮水量，简单粗略的方法是，通过测量出汗前后的体重差来计算水的丢失量，进而进行相应的水摄入，一般每减轻 1kg 体重，需要补充约

1500~2000ml 水分。

（三）运动

01 高尿酸血症的运动

运动可以促进代谢，减轻体重，有利于排尿以及尿酸的排泄，所以养成规律、适量运动的习惯是高尿酸血症患者非常有效的防治措施之一。

①在保证安全的原则下，选择适合自身的运动项目，达到通过运动锻炼，逐步提升心肺功能，以及提升肌肉的耐力、力量和柔韧性的目的，最终提高代谢与免疫功能。

②运动强度上，应该以低、中强度的有氧运动为主，循序渐进，先从低强度运动开始，逐步过渡至中等强度，注意避免过量运动。

③运动频率上，有氧运动以每周 4~5 次、每次 30~60 分钟为宜。

④注意不宜参加剧烈运动或长时间运动，比如打球、跳跃、跑步、爬山、长途步行、旅游等。因为这些剧烈、量大、时间长的运动可使患者出汗明显增加，减少血容量、肾血流量，尿酸、肌酸等排泄减少，从而出现血尿酸升高。并且剧烈运动后体内乳酸增加，会抑制肾小管排泄尿酸，也可升高血尿酸，不利于病情控制，甚至还可能诱

发痛风发作。

⑤此外，运动在"疾病的精神疗法"中也有不可取代的作用，运动可以使紧张情绪得以放松，郁闷、愤怒和烦恼的情绪得以宣泄，从而获得精神上的愉悦，大大减少精神压力所诱发的痛风发作。

02 急性痛风时制动

急性痛风性关节炎发作，关节局部红肿热痛，此时的关节处于急性炎症期，关节内有炎性细胞聚集、渗出、水肿、毛细血管扩张、关节软骨磨损碎屑沉积等病变，因此活动会增加关节的炎症病变，同时由于疼痛，患者也不敢活动或活动受限，此时需要患者尽量减少活动或严格卧床休息，将患肢用被褥等垫起，采取舒适体位，以减轻疼痛，这就是我们所说的制动。

03 痛风关节炎缓解期要保护关节

①痛风关节炎缓解期可以运动，也可以防止关节挛缩及肌肉萎缩，但痛风性关节炎关节变形，运动时要选择合适的鞋和方式，保护关节。

②要选择适宜的运动项目，比如对关节冲击力小或无冲击力的慢跑、走路、骑自行车、太极拳、八段锦、游泳等运动项目，并可以适量进行力量和柔韧性练习，而不要

进行跳跃性的运动造成对关节的损伤。

③运动时要注意保护关节，避免扭伤、拉伤等，防止诱发关节疼痛复发。

04 运动时要避免身体损伤

运动时可能会出现皮肤擦伤、软组织挫伤、关节脱位甚至骨折等身体损伤。2% 的痛风是由外伤诱发的，这与在血尿酸水平偏高的基础上，损伤处更易发生炎症反应有关。即使一些轻微的甚至不易被察觉的创伤，比如扭伤、行走或穿鞋不适引起的损伤，也可能会导致痛风性关节炎急性发作，所以运动时一定要注意避免损伤。

①运动损伤重在预防，要根据自身的年龄、性别、肌肉力量、关节灵活程度及伤病情况，选择适合自己的运动项目。

②制定科学的运动计划，循序渐进，先易后难，逐渐加量，并最终找到适合自己的运动负荷，根据自己的身体的情况，如果出现疼痛就要停止运动。

③在运动时要注重身体基本素质的锻炼，适当进行肌肉力量练习，以加强肌肉力量，增加肌肉感受性，这样可以更好的保持关节稳定性。

④运动时应多种运动相互补充，不要长时间重复某种运动，进行长期的、单调的练习，而不注意调整，造成某些部位的慢性损伤。

⑤运动前进行充分的准备活动，要充分活动各个关节、肌肉，使各个关节在各个方面上都得到最大限度的活动以增加关节的柔韧程度和灵活度，天气越冷，热身的时间需要越长。

⑥使用必要的运动护具，如护腕、护膝、护肘等，可以防止很多运动伤害的发生。另外，选择合适的运动鞋以及适合自己的运动装备也可明显降低运动损伤。

（四）保暖

01 为什么要保暖

曾经有一个高尿酸血症患者踏雪就诊，医生跟他开玩笑说："您今天不应该来看病的，不来还没事，今天来了，明天可能就会发生痛风。"一语成谶，这个患者下周来就诊时说："我真的痛风发作了。"所以预防痛风发作，保暖很重要。还有些患者的血尿酸并不高，但也发作了痛风，这也与温度过低有关。

02 足部保暖鞋的选择

痛风好发于第一跖趾关节、踝关节等，足部保暖显得尤其重要，在鞋的选择上注意以下几点。

①注意选用保暖性能好的材质，比如丝绵、皮毛、羽绒等。

②鞋型的选择上，鞋帮可高一些，以能包裹踝部为宜，最好能随时调节肥瘦，如系带或是有粘扣的鞋。

③鞋底注意防滑。

④另外，选择的鞋大小松紧一定要合适，避免因穿鞋不适而导致的足部损伤。

03 注意夏季里的"寒冷"

说起寒冷，大家可能想起来的就是大雪纷飞、冰雪交加，而夏天的寒冷却是在您享受空调给您带来的凉爽时，悄悄地给您的关节送去了"寒冷"。因此，大家要提高对空调的警惕，不能把空调的温度调得过低，要注意不要将空调的风对准足部。

（五）培养良好的生活习惯

01 戒烟

①目前虽然没有证据表明吸烟可直接导致血尿酸升高，但烟中的尼古丁会收缩血管，诱发血管痉挛，可能会加重局部痛风症状。

②吸烟会损伤血管内皮细胞及其平滑肌细胞，对于痛风性关节炎患者来说，机体处于急性炎症期，血管本身就存在炎性细胞聚集、渗出、水肿的情况，此时吸烟会加重血管炎症病变，从而使痛风症状加重，所以应该戒烟。

02 减重

超重肥胖会增加高尿酸血症患者发生痛风的风险，而减轻体重可以显著降低血尿酸水平。

①超重肥胖的高尿酸血症和痛风患者，应该在满足每天必需营养需要的基础上，通过改善饮食结构和增加规律运动来减重。饮食上每天可减少 250~500kcal 的能量摄入，比如主食可以减少 100~200g，运动上每天消耗 250~500kcal 的能量，实现能量摄入小于能量消耗。

②不要为增加肌肉量而进食高蛋白饮食、蛋白粉，避免嘌呤摄入增多。

③多饮水，不仅有利于尿酸的排泄，也可增加饱腹感，减少进食量，提高新陈代谢速率，起到一定的减重作用。

④要注意避免过度节食和减重速度过快，以每周降低 0.5~1.0kg 为宜，最终将体重控制在健康范围。18~64 岁成年人健康体重的体质指数（BMI）适宜范围为 $18.5~23.9kg/m^2$，65 岁及以上老年人为 $20.0~26.9kg/m^2$。

03 限制饮酒

酒精摄入与痛风发病风险呈正相关，其中重度饮酒者，痛风发病风险增加 2.64 倍。因为酒精的代谢会影响嘌呤的释放并促使尿酸生成增加；酒精还导致血清乳酸升高，从而减少尿酸排泄；部分酒类还含有嘌呤，通常黄酒的嘌呤含量较高，其次是啤酒，白酒的嘌呤含量虽然低，但是白酒的酒精度数较高，容易使体内乳酸堆积，抑制尿酸排泄。所以痛风及高尿酸血症患者应该限制饮酒。

04 可以适量饮茶

茶属于碱性饮品，有利于尿酸盐从尿液中排出，但茶叶中也含有少量的嘌呤及咖啡因，所以饮茶应该适量，且不饮浓茶。如果有"醉茶"现象的患者也一定要少饮。

①普洱茶，其在加工过程中由于微生物的作用，大分子多糖类物质的转化形成了大量新的可溶性单糖和寡糖，发酵中维生素 C 也成倍增加，对痛风有一定治疗作用。

②全发酵的红茶和半发酵的乌龙茶也可以饮用。红茶嘌呤含量低，其中的咖啡因和芳香物质联合作用，增加肾脏的血流量，促使尿量增加，有利于排出体内的尿酸。乌龙茶也是低嘌呤含量的饮品，可以适量饮用。

③对于绿茶来说，它是不经发酵而制成的，比如龙

井茶，但是其中含有茶多酚是最多的，茶多酚具有利尿的作用，能促使人体将更多的尿酸排出体外，也可选择饮用。

痛风与高尿酸血症的药物治疗

01 抑制尿酸生成的药物及作用

02 抑制尿酸生成药物的共同不良反应

03 服用抑制尿酸生成药物的注意事项

04 别嘌醇

05 非布司他

......

一、高尿酸血症的药物治疗

高尿酸血症的药物治疗主要通过抑制尿酸生成、促进尿酸排泄来达到降低尿酸的作用。

（一）抑制尿酸生成药物

01 抑制尿酸生成的药物及作用

这类药物能够通过抑制黄嘌呤氧化酶来达到减少尿酸合成的作用，从而降低血尿酸水平。包括别嘌醇、非布司他、奥昔嘌醇、托比司他等，其中目前临床最常用的是别嘌醇和非布司他。

02 抑制尿酸生成药物的共同不良反应

主要包括以下几个方面。

①肝肾功能的损伤。

②过敏反应，比如荨麻疹、皮炎、瘙痒等皮肤的反应。

③消化道不良反应，包括恶心、呕吐、腹痛、腹泻、

食欲下降等。

03 服用抑制尿酸生成药物的注意事项

①需要从小剂量开始服用，逐渐递增至能有效维持血尿酸水平的剂量。

②需要注意初期使用可能会出现痛风发作频率增加的情况。

③需要注意监测肝肾功能、血常规等变化。

④患者使用抑制尿酸生成药物期间，须根据医生的指导调整药物剂量。

⑤需要注意与其他药物联用时的相互作用。

⑥在痛风急性期不能应用。

04 别嘌醇

别嘌醇的作用

别嘌醇是在临床上应用最为广泛的抑制尿酸生成的药物，它可以抑制黄嘌呤氧化酶，阻止黄嘌呤、次黄嘌呤转化为尿酸，从而使尿酸合成减少，降低血中尿酸浓度，减少尿酸盐在体内的沉积。

💡 别嘌醇应用的时机

别嘌醇主要应用于高尿酸血症的患者，以及痛风发作的间歇期和慢性期，而不可以用于痛风发作的急性期，一般是在急性期发作后 2 周左右，急性炎症症状消失，病情稳定后开始服用。

使用时具体的服药时间，一般建议饭后服用，以减少对胃肠道的刺激，服药后约 2 小时起效，药效可持续约 6 小时。

💡 别嘌醇的应用方法

成人初始剂量 50~100mg/d，每 2 周测血尿酸水平一次，未达标患者每周可递增 50~100mg，最大剂量 600mg。肾功能不全患者起始每天剂量应小于 $1.5mg \times GFR$（ml/min），每 4 周的剂量增加不超过 50mg/d，$GFR < 60ml/min$ 患者推荐剂量为 50~100mg/d；$GFR < 15ml/min$ 或急性肾损伤患者禁用。

💡 别嘌醇为什么不能用于痛风急性发作期？

别嘌醇不仅会使血尿酸快速下降，还会促使关节内痛风石表面溶解，尿酸结晶重新溶解之后大量释放入血，血尿酸水平升高，容易造成再次诱发并加重关节炎的急性期症状。所以别嘌醇不能用于痛风急性发作期，须待病情稳定以后方可使用，才能起到使尿酸降至正常范围以及预防痛风发作的作用。

 警惕别嘌醇引起的重症药疹

别嘌醇最常见的不良反应就是皮疹，轻者可呈瘙痒性的荨麻疹或丘疹，小如针头，大如黄豆，一般通过停药就能好转。但值得注意的是，如果出现过敏反应则会出现严重的皮肤表现剥脱性皮炎，当然这种严重的皮疹其发病率非常低，但死亡率却比较高，这种病的发生可能与基因HLA-B*5801 有关。

除药疹外别嘌醇还有哪些不良反应

别嘌醇的不良反应很多，除了皮肤过敏反应外，还包括如下。

①胃肠道症状：腹痛、腹泻、恶心、呕吐等。

②肾脏损害：浮肿、少尿、蛋白尿、肾衰竭等。

③肝功能损害：转氨酶升高、黄疸等。

④骨髓抑制：白细胞、血小板减少或贫血等。

如何预防别嘌醇的不良反应

应用别嘌醇要注意以下几点，并细致观察用药后有无不适反应。

①从小剂量开始，观察有无皮疹等出现，如没有，则可根据血尿酸的水平逐渐增加剂量，使血尿酸平稳地下降。

② HLA-B*5801 基因阳性、应用噻嗪类利尿剂和肾功能不全是别嘌醇不良反应的危险因素，因此推荐在服用别嘌醇治疗前进行 HLA-B*5801 基因筛查，另外肾小球滤过率< 15ml/min 或急性肾损伤患者禁用。

③过敏体质患者、高敏状态患者慎用。

④肝、肾功能损害的患者要慎用，用药期间密切监测肝肾功能。

⑤别嘌醇在开始治疗的数周或数月内，可以诱发急性痛风，增加急性痛风的发作频率和严重程度，如果有出现痛风表现者，可以与小剂量的秋水仙碱或吲哚美辛合用。

别嘌醇过敏时可以用什么

当应用别嘌醇过敏时，先停药，严重者抗过敏治疗，然后更换为同类药物的非布司他，或帮助尿酸排泄的苯溴马隆等药物。

05 非布司他

非布司他的作用

非布司他属于非嘌呤类黄嘌呤氧化酶抑制剂，对黄嘌呤氧化酶有高度选择性，能够抑制尿酸生成，促进尿酸盐溶解，但是在促进尿酸盐溶解的同时可能会诱发急性痛风发，可以在使用初期配合非甾体类抗炎药和秋水仙碱缓解疼痛症状。

 非布司他的特点

①非布司他主要通过肝脏清除，在肾功能不全和肾移植患者中具有较高的安全性，轻中度肾功能不全的患者无须调整剂量，重度肾功能不全的患者也可以谨慎使用。

②使用非布司他每天 40mg 的剂量，其降低血尿酸水平的作用与别嘌醇每天 300mg 相当，但其导致肝功能异常的不良反应较少。

③由于其不良反应小，可以长期使用，但是需要在医生的指导下调整服药剂量，用最小剂量维持最佳治疗效果，同时定期复查肝肾功能。

 非布司他的应用方法

初始剂量为每天 40mg，2 周后血尿酸不达标者，加量至每天 80mg。

 非布司他使用时的注意事项

①非布司他可能与增加心血管不良事件相关，因此对于心血管高风险患者来说需要谨慎使用，并且在使用前做心血管相关检查，有不适及时就诊。

②本药不可与硫唑嘌呤、巯嘌呤或胆茶碱等药物共同使用。

（二）促进尿酸排泄药物

01 促进尿酸排泄的药物及作用

这类药物主要的作用机制就是抑制尿酸在肾小管的主动重吸收，促进尿酸排泄增加，从而降低血中尿酸盐的浓度，可以缓解或者防止尿酸盐结晶的生成，减少关节的损伤，也可以促进已经形成尿酸盐的结晶溶解。目前常用的药物有丙磺舒、磺吡酮、苯溴马隆等。

02 促进尿酸排泄药物的共同不良反应

①少数患者会出现胃肠不适、腹泻和皮疹等作用，罕见肝功能损害。

②防止尿酸大量排出时可能会有肾脏损害或出现肾结石。

03 服用促进尿酸排泄药物的注意事项

①严重肾功能不全（肾小球滤过率＜20ml/min）或肾结石患者禁用。

②为避免药物引起尿酸急剧增多导致肾脏损伤和尿路

结石，开始使用时需要从小剂量开始。

③用药期间要多饮水，并需碱化尿液，将尿液 pH 值调整至 6.2~6.9。

④需要足量足疗程服用促进尿酸排泄药物，定期监测尿酸水平，不要擅自停药，一般来说，可以持续使用12~18 个月，直到尿酸水平稳定。

04 丙磺舒

丙磺舒使用注意事项

丙磺舒通过抑制肾脏对尿酸的重吸收，促进尿酸排泄，降低血尿酸，也具有促进尿酸盐溶解的作用。其口服吸收完全，但当肾功能下降时，其促尿酸排泄作用明显减弱或消失，所以肾功能不全的患者不适用。并且使用初期要大量饮水，以促进尿酸排出体外，避免排泄的尿酸过多而在泌尿系形成结石。

丙磺舒的不良反应

①胃肠道症状，比如恶心或呕吐等，偶可引起消化性溃疡。

②促进肾结石形成。

③与磺胺类药物会出现交叉过敏反应，包括皮疹、皮肤瘙痒及发热等。

④偶尔会引起白细胞减少、骨髓抑制及肝坏死等少见不良反应。

💡 丙磺舒的应用方法

成人初始剂量 0.5g/d，一次 0.25g，一日 2 次。一周后可增至 1g/d，一次 0.5g，一日 2 次。

05 苯溴马隆

💡 苯溴马隆降尿酸的优势

①苯溴马隆的安全性比较好，较少出现药物不良反应，最常见的不良反应主要集中在恶心、呕吐及肝功能异常等消化系统损害，这些不良反应发生概率低，且易于控制，大多在停药后消失。

②在服用方法上，苯溴马隆一天只需服药一次，方便且易于坚持。

由于降尿酸治疗是一个长期的过程，患者需要持续服药以保证疗效稳定，较高的安全性和较方便的服药方式成为苯溴马隆突出的优势。

💡 苯溴马隆的使用方法

苯溴马隆的使用需要循序渐进，先从小剂量开始，逐渐增加至足量，血尿酸达标后再减到最小维持量，这个过程一般需要 3~6 个月。成人的起始用量为每天 50mg，早餐后服用；伴有痛风石的患者用量可增加至每天 150mg，服药后 1~3 周复查血尿酸浓度；伴痛风石的患者为促进痛风石的重新吸收应当连续服药 1~2 年。药物剂量的确定和调整，以及是否需要停药均需在医生的指导下进行。

💡 苯溴马隆的使用注意事项

①痛风急性发作期禁用苯溴马隆。

②如果苯溴马隆在治疗初期有痛风急性发作的趋向，可合用秋水仙碱或抗炎药。

③在治疗过程中，需配合碱化尿液并多饮水，保持每日尿量在 2000ml 以上，利于尿酸的排出。

④使用期间注意复查泌尿系超声。

💡 服用苯溴马隆为什么要多饮水

苯溴马隆促进尿酸从尿液中排出，用药时可导致尿尿酸浓度明显升高，增加尿酸性肾结石形成的风险，甚至出现肾绞痛，所以在服药时应注意多饮水，同时服用碳酸氢钠碱化尿液，促进尿酸的排出。

（三）碱化尿液

01 碱化尿液的作用

尿 pH 值降低是尿酸性肾结石形成的重要原因，所以当高尿酸血症与痛风患者晨尿 pH 值 < 6.0，尤其是正在服用促尿酸排泄药物时，建议进行碱化尿液治疗。碱化尿液是预防和溶解尿酸性肾结石的主要方法，常用药物为碳酸氢钠和枸橼酸制剂。

02 碱化尿液治疗是尿 pH 值越高越好吗

不是。因为当尿 pH 值 > 7.0 时，虽然增加了尿尿酸溶解度，但也同时增加了钙盐结石的发生率，所以碱化尿液治疗，应该使晨尿 pH 值维持在 6.2~6.9 为宜。

03 碱化尿液药物的不良反应

①消化道症状：嗳气，胃肠道不适，胃酸分泌增加等。

②长期或大量应用可导致代谢性碱中毒，并且钠负荷过高会引起水肿等。

04 碱化尿液的注意事项

①单独使用碱化尿液治疗并不能明显降低血尿酸水平，需要同时使用降尿酸药物才能有效控制血尿酸，预防痛风的发作。

②定期复查尿 pH 值，虽然碱化尿液的药物可以防止尿路结石的产生，但尿液的碱化也不是越碱越好，如果尿pH 值＞7.0，不仅会导致碱中毒，而且会形成钙盐结石，所以要定期复查尿 pH 值。

③注意碱化尿液药物与其他药物的相互作用，包括华法林、雷尼替丁、四环素类抗生素、铁剂、钙剂、阿司匹林、苯妥英钠、麻黄碱等，可能会影响药物的疗效或增加不良反应。

05 碳酸氢钠

①碳酸氢钠主要适用于慢性肾功能不全合并代谢性酸中毒患者。

②在使用碳酸氢钠碱化尿液治疗过程中，应该注意监测血中碳酸氢根浓度，其应该维持在 22~26mmol/L，因为＞26mmol/L 将增加心力衰竭的风险，＜22mmol/L 则增加肾脏疾病的风险。

③碳酸氢钠的不良反应主要为胀气、胃肠道不适；长

期应用需警惕血钠升高及高血压。

06 枸橼酸氢钾钠

①枸橼酸氢钾钠主要用于尿酸性肾结石、胱氨酸结石及低枸橼酸尿患者。

②第一次使用前需要进行肾功能和电解质的检查，当与保钾利尿剂、血管紧张素转换酶抑制剂类的降压药以及非甾体类抗炎药联合使用时，容易引起高钾血症，应注意监测。

③禁用于急慢性肾衰竭、严重酸碱平衡失调、慢性泌尿道尿素分解菌感染及氯化钠绝对禁用患者。

（四）新型药物

01 拉布立酶

拉布立酶属于尿酸酶制剂，可以将尿酸分解为可溶性产物排出，适用于放化疗所致的高尿酸血症和难治性痛风。

①拉布立酶通常以注射剂的形式使用，用量和使用频率应由医生根据患者的具体情况确定。对于存在肾功能损害的患者，用药时需要根据肾功能情况进行剂量调整。

②常见不良反应包括恶心、呕吐、胃不适等，如果出现严重不良反应，应立即停药并就诊。

③对该药物或其成分过敏的患者禁止使用，如果患者在使用过程中出现过敏反应，如皮疹、瘙痒、呼吸困难等，应立即停止用药并就诊。

02 普瑞凯希

普瑞凯希也属于尿酸酶制剂，通常用于对传统治疗方法无效或不能耐受的患者，价格昂贵。对于这一类难治性痛风患者群体，普瑞凯希展现出显著的疗效，为他们提供了一种新的治疗选择。

①由于普瑞凯希的特殊结构，能够维持较为持久的降尿酸效果，减少了治疗的频率，提高了患者的治疗便利性。

②不良反应包括：皮肤瘙痒、荨麻疹、呼吸急促等过敏反应，使用中时需要密切监测患者是否出现过敏症状；心血管事件风险增加，使用时需综合考虑患者的心血管状况和风险因素；也会有头痛、恶心、疲劳等一般性不良反应出现。

03 雷西纳德

雷西纳德通过抑制 URAT1 和 OAT4 尿酸转运蛋白的

活性，增加尿酸的排泄，降低血液中尿酸的浓度，防止尿酸结晶在关节中沉积，从而减轻痛风和高尿酸血症引起的症状，用于单一足量使用黄嘌呤氧化酶抑制剂仍不能达标的联合治疗。

①用法用量：一般情况下，每天口服一次，饭后服用，通常起始剂量为 200mg/d，如果需要，在开始治疗后逐渐增加剂量。对于肾功能受损的患者，剂量可能需要调整。应遵循医生的建议和处方，按时服药。

②不良反应：常见的包括头痛、上呼吸道感染、背痛、消化不良和疲乏等；此外，还有可能出现肾功能异常、药物相关性皮疹、血尿等较为罕见的不良反应。如果出现严重的不良反应或过敏反应，应立即停止使用并就诊。

二、急性痛风的治疗

急性痛风治疗原则

①急性痛风发作时，治疗的目的是迅速控制急性关节炎的症状。

②应该卧床休息，抬高患肢及局部冷敷，局部冷敷有利于减少滑膜渗液量以及缓解炎症关节疼痛，但注意掌握好温度和时间，冷敷的时间过长可能会加重痛风，一般建

议卧床休息至关节疼痛缓解后方可逐步恢复活动。

③急性痛风发病后 24 小时内，应该给予药物治疗，因为早期治疗效果更佳。

（一）秋水仙碱

01 秋水仙碱的作用

①秋水仙碱是急性痛风性关节炎发作的一线治疗药物，能稳定溶酶体膜，通过抑制白细胞趋化、吞噬作用及减轻炎症反应而起到止痛作用。

②推荐在痛风发作 36 小时内尽早使用。

③秋水仙碱虽然能够很好地止痛，但是没有降低尿酸的作用，不能阻止尿酸盐结晶对关节造成的破坏，只是"治标不治本"，不能从根本上控制痛风的发作。所以，只在痛风急性发作期使用，不在间歇期及慢性期使用。

02 秋水仙碱的不良反应

①常见有恶心、呕吐、腹泻、腹痛等胃肠反应。

②少数患者可出现肝功能异常。

③肾脏损害可见血尿、少尿、肾功能异常。

④秋水仙碱可引起骨髓抑制，出现血小板减少、中性

粒细胞减少、贫血等。

⑤可引起神经病变或肌病，表现为手足麻木、四肢肌肉酸痛、无力等，严重可引起呼吸肌无力、中枢抑制。

⑥秋水仙碱具有毒性，静脉注射会导致骨髓移植、肝肾衰竭，甚至死亡，故目前仅用于口服，口服时的不良反应随剂量增加而明显。

03 秋水仙碱的应用方法

起始负荷剂量为 1.0mg 口服，1 小时后追加 0.5mg，12 小时后按照 0.5mg 每天 2~3 次服用。中重度肾功能损害患者需酌情减量，GFR 在 35~49ml/min 时不超过 0.5mg/d，GFR 在 10~34ml/min 时减量至每 2~3 天口服 0.5mg，GFR < 10ml/min 时或透析患者禁用。

04 服用秋水仙碱的注意事项

①转氨酶升高超过正常值 2 倍时需停药。

②应用本药前应查肾功能，根据肾功能情况判断能否使用以及调整剂量。

③使用时定期复查血常规，注意监测是否引起骨髓抑制情况。

④秋水仙碱有致畸的作用，孕妇以及准备妊娠的夫妻不得应用。

⑤使用细胞色素 P3A4 或 P- 糖蛋白抑制剂时，如环孢素、克拉霉素、维拉帕米、酮康唑等，避免使用秋水仙碱。

（二）非甾体类抗炎药

01 止痛药的作用

非甾体类抗炎药也是急性痛风发作的一线治疗药物，具有抗炎、止痛和解热的作用。使用非常方便，并可迅速起效，在 24~72 小时控制症状，疗程 1 周左右。但是同一类的药物不一定在每个人身上有同样的效果，也许有些人用布洛芬有效，也许有些人用塞来昔布有效，因此应用止痛药无效时可以考虑换一种药物试试，找到适合您自己的止痛药物。

02 止痛药的不良反应

①胃肠道反应：为最主要的不良反应，通常表现为腹部不适、恶心、呕吐、胃部烧灼感、食欲减退、腹泻等，有的会出现出血或者消化性溃疡。

②皮肤反应：包括皮疹、荨麻疹、剥脱性皮炎、光敏等皮肤损害，以及局部肿胀、皮温变高等。

③肝肾功能损害：少数非甾体类抗炎药可引起肾功能损伤，诱发水肿，停药后多可恢复，但长期大量使用也可能会出现止痛药肾病；肝功能的损害表现为转氨酶的升高、黄疸等，少数患者可出现肝衰竭。

④心血管系统不良反应：包括心律不齐、血压升高、心慌等。

⑤血液系统反应：少见，包括出血时间延长、白细胞下降、血小板下降等。

⑥中枢神经系统反应：最为少见，表现为头晕、头痛、耳鸣、味觉异常等。

03 服用止痛药的注意事项

①对于有胃肠道禁忌及不耐受非选择性环氧酶抑制剂的患者，可以选用选择性环氧酶 -2 抑制剂，其在抗炎镇痛的同时，对胃肠道和肾脏的不良反应有了明显下降。

②使用过程中需监测肾功能，对肾功能不全者，可选用短半衰期、对肾血流量影响较小的药物，如丙酸类药物；C4、C5 期严重慢性肾脏病且未进行透析的患者不建议使用。

③为减少对肝功能的影响，可选用结构简单、不含氮的药物，避免使用吲哚美辛和阿司匹林。

④建议在饭后服用，同时可以口服胃黏膜保护药，以减少此类药物对胃肠道的损害。

⑤使用时应密切观察大便颜色，是否出现黑便，并及时发现可能造成的消化道出血情况。

⑥2 次服药间隔的时间最少需 4 个小时，24 小时之内服用的次数不能超过 4 次；病情允许时尽量短期用药。

⑦不应将两种非甾体抗炎药同时使用，如此疗效并不会增加，而不良反应却倍增。

04 常用止痛药物的分类

常用止痛药物包括以下两大类。

①非选择性环氧酶抑制剂：包括水杨酸类，如阿司匹林；芳基丙酸类，如布洛芬、氟比洛芬、酮诺芬等；乙酰苯胺类，如对乙酰氨基酚；吲哚类，如吲哚美辛；芳基乙酸类，如双氯芬酸；烯醇酸类，如吡罗昔康、美洛昔康、氯诺昔康等；烷酮类，如萘丁美酮。

②选择性环氧酶 -2 抑制剂：包括二芳基吡唑类，如临床常用的有塞来昔布；二芳基呋喃酮类，如罗非昔布。

05 常用止痛药物的使用方法与注意事项

布洛芬

布洛芬可以改善痛风急性期的炎症反应，缓解关节的红肿、疼痛等症状，且不良反应相对较少。在痛风发作

时，要尽快服用布洛芬，推荐剂量为一次 0.2~0.4g，一日
3 次。开始 2~3 天应用最大剂量，症状缓解之后可适当减
量，大部分人在 5~8 天可恢复。

💡 双氯芬酸钠

痛风性关节炎急性发作时，双氯芬酸也是常用来缓解
关节红肿热痛的良药，常规最初每日剂量为 100~150mg，
对轻度或需长期治疗的患者，每日剂量为 75~100mg，通
常将每日剂量分 2~3 次服用。但需注意也不建议长久使
用，一旦疼痛减轻就应逐渐减量，在 5~7 天之内停药。

双氯芬酸钠使用注意事项如下。

①双氯芬酸与地高辛合用可能增加地高辛的血药浓
度，引起地高辛中毒，因此服用地高辛的患者慎用双氯
芬酸。

②与抗凝药物联用亦会大大增加出血风险，不建议同
时使用。

③噻嗪类、髓袢利尿剂会影响双氯芬酸的疗效，故两
者亦不应联合使用。

💡 塞来昔布

用于治疗成人急性疼痛，在决定使用前，应仔细考虑
本药和其他治疗选择的潜在利益和风险，根据每例患者的
治疗目标，在最短治疗时间内使用最低有效剂量。推荐剂
量为第 1 天首剂 400mg，必要时，可再服 200mg；随后根

据需要，每日 2 次，每次 200mg。中度肝功能损害患者每日推荐剂量应减少大约 50%。

应用塞来昔布的注意事项如下。

①禁用于对塞来昔布过敏者。

②不可用于已知对磺胺类药物过敏者。

③不可用于服用阿司匹林或其他非甾体类抗炎药后诱发哮喘、荨麻疹或过敏反应的患者。

④禁用于冠状动脉搭桥手术围手术期疼痛的治疗。

⑤禁用于有活动性消化道溃疡或出血的患者。

⑥禁用于重度心力衰竭患者。

⑦长期使用可能增加严重心血管血栓性不良事件、心肌梗死和卒中的风险，其风险可能是致命的。

应胜吲哚美辛的注意事项如下。

①吲哚美辛毒副反应相对较大，一般不作为首选用药，仅在其他非甾体类抗炎药无效时才考虑应用。

②活动性溃疡病、溃疡性结肠炎及其病史者、癫痫、帕金森病及精神病患者、肝肾功能不全者、血管神经性水肿或支气管哮喘者，禁止使用。

③注意事项交叉过敏反应，吲哚美辛与阿司匹林有交叉过敏性，因阿司匹林过敏而引起喘息的病人，应用本药时可引起支气管痉挛；对其他非甾体类抗炎止痛药过敏者也可能对本药过敏。

④高血压、心功能不全、血友病及其他出血性疾病、再生障碍性贫血、粒细胞减少等患者应该慎用。

⑤本药解热作用很强，为防止大汗和虚脱，应补充足量液体。

⑥服用本药时避免饮用酒精。

（三）糖皮质激素

01 常用的糖皮质激素有哪些

痛风急性发作时，常用的糖皮质激素包括口服和关节腔内注射，一般泼尼松用于口服，地塞米松、倍他米松用于关节腔注射。

02 糖皮质激素的作用

糖皮质激素主要用于严重的急性痛风发作，伴有较重全身症状，且秋水仙碱或非甾体类抗炎药治疗无效的患者。其主可抑制白细胞的趋化、黏附和吞噬，抑制前炎症细胞因子和炎性细胞因子的释放，抑制白细胞从血管渗出，迅速控制局部炎症，从而达到消炎镇痛的目的。

03 糖皮质激素的不良反应

糖皮质激素一般是在其他止痛药物效果不佳时短期使

用，但痛风反复发作时也可能会应用时间较长。

①长期使用激素出现满月脸、水牛背等库欣综合征较少见。

②有血糖偏高的患者在使用时要注意监测血糖，一旦发现血糖升高应减少激素用量、控制饮食或临时干预血糖治疗。

③应用激素可出现恶心、腹胀、嗳气、上腹部疼痛等消化功能紊乱，并刺激胃酸、胃蛋白酶的分泌，降低胃黏膜的防御能力，诱发或加剧消化性溃疡。

④糖皮质激素有致骨质疏松的作用，而痛风性关节炎本身也会有骨质的破坏，所以应用糖皮质激素前要先了解患者的关节情况。

⑤激素可以引起水钠潴留，治疗期间注意观察面部水肿变化。

⑥激素可以诱发白内障、青光眼，如患有以上两种疾病的患者要禁用或慎用。

04 服用糖皮质激素的注意事项

①糖皮质激素并不作为痛风急性发作的首选，一般对秋水仙碱或非甾体类抗炎药无效、有禁忌证或过敏时才选择使用。

②因糖皮质激素不良反应众多，需要谨慎使用，在医生的指导下评估病情、排除禁忌后适量用药，只可在急性

期短期服用，期间要定期评估各项生理指标，以及时调整使用剂量，避免发生更严重的并发症。

③使用糖皮质激素可使原有的感染加重，包括呼吸系统、泌尿系统、血液系统的感染，可使体内潜伏的感染灶扩散或禁止感染灶复燃，所以在应用前，需排除感染，特别是有结核感染、乙肝病毒感染史者，需特别注意。另外，其还可抑制发热等中毒症状，致感染不易被发觉而延误治疗。

05 什么情况下糖皮质激素可用于关节腔内注射

当急性痛风累及一个或两个大关节时，可抽吸关节液后，进行关节腔内糖皮质激素注射治疗，并可与口服糖皮质激素、非甾体类抗炎或秋水仙碱联合应用。

06 激素应用的时间

糖皮质激素不可长期应用，口服给药一般选择小剂量使用，2~5 天开始减量，7~10 天停用，一般使用不超过 2 周，比如泼尼松口服剂量为 0.5mg/kg，晨起一次顿服，连续用药 5~10 天停药。

关节腔内注射糖皮质激素一年不超过 4 次，地塞米松用于关节腔内注射，一般每次 0.8~4mg，按关节腔大小而定。

07 激素需要逐渐停药吗

应用超过 2 周时需要逐渐减撤。

①长期应用糖皮质激素，如果突然停药或者是陡然大量减少用药，很容易引起肾上腺皮质功能不全，产生关节疼痛、肌肉疼痛、全身乏力、情绪消沉、免疫功能紊乱、胃肠道紊乱、电解质紊乱等戒断综合征。

②症状基本控制后，若突然停药或减量太大，会导致原来症状很快复发或加重，也就是出现反跳现象，这时候常需加大剂量再行治疗，待症状缓解后再逐渐减量、停药。

08 合并糖尿病的患者能使用糖皮质激素吗

糖皮质激素有升血糖的作用，使用糖皮质激素会使得糖尿病患者的血糖更加难以控制，因此合并糖尿病的痛风患者应该谨慎使用糖皮质激素。只限在急性期短期服用，同样也是一般用于秋水仙碱及非甾体类抗炎药不能耐受或肾功能不全的患者，且使用要注意监测血糖，必要时调整降糖药物。

09 伴有感染的患者可以使用糖皮质激素吗

糖皮质激素有抑制免疫的作用，故有可能会诱发和加重感染。对于已经有细菌、病毒、真菌等导致的重度感染的患者，使用糖皮质激素有可能会导致感染加重甚至无法控制。合并感染而其他治疗急性痛风药物无效必须应用时，要注意观察患者原感染部位的症状，监测感染指标。

三、奇奇怪怪的痛风石

01 什么是痛风石

痛风石就是尿酸盐结晶在关节内以及关节附近的肌腱、腱鞘及皮肤结缔组织中沉积，形成的黄白色、大小不一的隆起赘生物，可小如芝麻，大如鸡蛋。

02 哪些部位可以出现痛风石

痛风石常发生在第一跖趾、耳轮、前臂伸面、指关节、肘部和肾脏间质等部位，未见发生于肝、脾、肺及中枢神经系统。

03 什么情况下会出现痛风石呢

血尿酸升高是痛风石出现的基础，但并不是所有高尿酸血症患者都会出现痛风石。

①血尿酸水平越高，出现痛风石的概率越高。

②血尿酸快速升高时，容易形成尿酸盐结晶沉积。

③血尿酸下降过快时，关节及附近肌腱等容易形成痛风石。

04 痛风石都坚硬如石吗

不是。有时候尿酸石是软的，在关节处好像脓点一样，有时可能误以为是关节化脓，但病理结果是尿酸结晶。

05 为什么长痛风石的地方会掉白渣

痛风石部位如果皮肤变薄，在穿鞋、行走摩擦时，皮肤破溃，痛风石就会掉出来，如"豆腐渣"一样。

06 痛风石掉白渣的部位为什么不容易愈合

痛风石掉白渣的地方，由于皮肤破溃，溃疡周围组织处于慢性炎症性肉芽肿的状态，所以不易愈合。

07 痛风石产生以后还会消失吗

会。服用降尿酸药物，控制好血尿酸水平，当血尿酸维持在低于 300μmol/L 时，痛风石会逐渐被溶解。

08 哪类痛风石可以用药物治疗

药物治疗适用于以下两种情况。

①较小的、形成时间不长的痛风石，通过规范治疗有可能会消散。

②痛风石对关节活动没有影响，也无破溃者。

09 痛风石能否手术治疗

痛风石可以手术治疗。手术治疗的目的是，解除痛风石对关节、组织和神经的压迫及其可能造成的进一步损害，或者去除破溃后长期不能愈合的痛风石，以此改善关节的功能，提高患者的生活质量；另外，对于痛风石过大、影响美观而积极要求手术的患者也可进行手术取石术。

💡 手术的指征

①痛风石较大或出现多个痛风石，使体内尿酸池明显

增大，影响降尿酸治疗效果者。

②已有溃疡、窦道或骨髓炎形成，使破口长期不愈合者。

③痛风石导致骨骼破坏，骨与关节融合，影响关节功能，活动明显受限制者。

四、伴有并发症时的药物治疗

01 围魏救赵战术的应用

伴有高血压的患者，在痛风发作时，由于疼痛难忍，影响夜间睡眠和休息，往往会造成血压升高，控制不佳。通过治疗，疼痛症状缓解后，睡眠好转，血压也慢慢下降至正常，这正是"围魏救赵"战术的体现。

同样的道理，糖尿病、高脂血症、肥胖、动脉硬化等其他疾病也常常与高尿酸血症和痛风相伴而生，互相影响，增加了治疗的难度。这时我们不妨采用"围魏救赵"的战术，通过积极地治疗高血压、糖尿病、高脂血症等，控制血压、血糖、血脂水平，减轻体重，以此来减少它们对血尿酸的不良影响，从而达到更好的控制血尿酸的目的。

02 合并高血压的药物选择

钙通道阻滞剂，包括像氨氯地平这样的二氢吡啶类钙通道阻滞剂，和像西尼地平这样的长效钙通道阻滞剂，以及氯沙坦，这些药物在降压的同时，兼有降尿酸作用，可以降低痛风发作的风险，高尿酸血症合并高血压的患者可有优先选择使用。

而排钾利尿剂、β受体阻滞剂、血管紧张素转换酶抑制剂，以及除了氯沙坦以外的血管紧张素Ⅱ受体阻滞剂，均明显增加痛风发生的风险，不建议合并高血压的患者使用。

03 合并高脂血症时药物选择

阿托伐他汀钙和非诺贝特均可通过促进肾脏尿酸排泄而降低血尿酸水平，所以高尿酸血症合并高脂血症时可选择使用。

04 合并糖尿病时的优选药物

目前已明确具有降尿酸作用的降糖药物主要有 α-糖苷酶抑制剂、胰岛素增敏剂、二肽基肽酶-4（DPP-4）抑制剂、钠-葡萄糖协同转运蛋白-2（SGLT-2）抑制剂和二甲双胍等。胰升糖素样肽 -1（GLP-1）受体激动剂利拉鲁肽和艾塞那肽均不影响血尿酸水平。而高尿酸血症合并糖尿病的患者经胰岛素治疗后，血尿酸水平均升高 75μmol/L。因此建议合并糖尿病时降糖药物的使用，优先选择兼有降尿酸作用的药物，其次选择对血尿酸水平无不良影响的药物，尽量不选择胰岛素治疗。

05 痛风与高尿酸血症患者补钙需要注意什么

①补钙量不能过多，以每天 500~600mg 为宜，否则会形成钙盐沉积，导致结石发作，还可能会与尿酸盐形成竞争排泄，使得尿酸排泄受阻，从而加重痛风的病情。

②补钙的时间不要安排在睡前，因为晚上不饮水，更容易加重结石的发生。

③补钙的食物可以选择牛奶，因为牛奶含钙高的同时嘌呤含量低，钙片也可以选择使用。

五、中医药治疗

01 中医对高尿酸血症的认识

众所周知，高尿酸血症不仅与饮食关系密切相关，而且与身体因素更加密切。这也与中医认为"邪之所凑，其气必虚"相符。正虚以脾胃虚弱、脾阳不足、脾肾亏虚、肝肾亏虚为主，邪实与过食肥甘、湿热等相关。

02 高尿酸血症与痛风之间的证型转化

痛风是在高尿酸血症的基础上发展而来，或由于先天禀赋不足，或由于后天失养所致，加之过食肥甘厚味，病情日久，湿郁化热，并产生病理产物如痰浊、瘀血等，痰瘀互结，痹阻于筋骨、关节，复感外邪侵袭，发为痛风。

03 中医对痛风的认识

无论痛风急性发作期的关节红肿热痛还是已经出现关节变形但无明显疼痛的缓解期，其临床表现都与中医痹证的临床表现相似，临床可以参考痹证进行辨证论治。本病的发生与素体正气不足，或脾胃虚弱，或肝肾亏虚，或腠理不密、卫外不固，加之过食膏粱厚味，湿热内蕴，或冒雨涉水，寒湿内浸，正虚邪实，错杂为病。病程日久而产生的痰浊、瘀血等病理产物，痹阻于筋骨、关节，而产生关节变形，从最初痛风发作时关节的红肿热痛，到红肿消退后外观无变化，再到变形僵硬，关节不仅活动受限逐渐加重，而且也成了一个大大的"尿酸池"。

04 痛风常见证型、表现及治法

痛风是一种本虚标实的疾病，常见有以下几种证型会在痛风中出现。

①湿浊证：常见于无症状高尿酸血症期和痛风间歇期患者，主要表现为肢体困乏沉重，形体肥胖，嗜食肥甘，口中黏腻不渴，大便黏。舌淡胖，或有齿痕，苔白腻，脉滑。治疗以健脾祛湿、清利湿浊为原则。

②湿热证：常见于急性痛风性关节发作期患者，主要表现为关节红肿灼热疼痛、疼痛剧烈，发作频繁，或伴有发热，烦躁不安，口苦、口臭，大便黏滞或臭秽，或大便干。舌质红，苔黄腻或黄厚，脉弦滑或滑数。治疗以清利湿热、通络止痛为原则。

③痰瘀证：常见于痛风间歇期和慢性痛风性关节炎期患者，主要表现为关节肿痛，反复发作，关节局部有硬结或皮色暗红，或关节刺痛，屈伸不灵活、关节变形。舌质紫暗，苔白腻，脉弦或弦滑。治疗以活血止痛、祛瘀化痰为原则。

④脾肾亏虚证：常见于慢性痛风性关节炎期患者，主要表现关节疼痛反复发作、活动不灵活、僵硬或变形，腰膝酸软，乏力明显，肢体困倦沉重，腹胀，大便黏滞或溏稀。舌淡胖，或有齿痕，舌苔白腻，脉沉缓或沉细。治疗以补益脾肾、疏通经络为原则。

但正虚、邪实不是单独出现的，二者往往相互夹杂，正虚中有邪实，邪实中亦有正虚，在临床中要详加审辨。

05 痛风急性期中医辨证治疗有较好的效果

痛风急性发作时，中药汤剂多用清利湿热、通络止痛的方法，对缓解疼痛具有一定的效果。

痛风初发，起病急，以红、肿、热、痛为主要床表现，可首选威灵仙，其性辛散，走而不守，对改善关节肿痛有特殊功效。另外车前子、土茯苓、苍术、虎杖等也可选用，具有祛湿热、止疼痛的功效。

藤类药物的使用也具有良好的疗效，如络石藤、忍冬藤等，性质大多寒凉，可清热祛风通络；青风藤、海风藤等，含有青藤碱等多种生物碱，可显著抑制前列腺素的合成与释放，从而达到镇痛、抗炎作用。

06 中药外治法治疗急性痛风性关节炎

①外敷：急性痛风性关节炎发作时，中药外敷疗法也不失为一个好的选择。一般都是以清热凉血、解毒祛湿、消肿止痛的中药为主，配方、单药均可，不仅能缓解红、肿、热、痛及关节活动障碍等症状，也能有助于降低血尿酸水平。

常用的方法包括外用鲜药板蓝根、野菊花、马齿苋等捣烂敷在红肿热痛的关节上；或中药研末粉碎，外敷在病变局部或相应的穴位上。药物中的有效成分可以经皮肤吸收直接渗透到病变部位，进入经络，起效快，吸收稳定，作用持久，还能避免口服药物引起的不良反应。

如果有溃疡的患者，则需要外敷在溃疡周围，也就是箍围法。需要注意的是，如果局部出现皮肤刺激的不良反应则应暂停使用。

②足浴：足浴是指在水中加上适当的中药泡脚，起到改善足部血液循环、通经活血的作用。

痛风缓解期的患者可进行足浴治疗，能够起到通经活血的作用。需要注意的是，水的温度要适中，以35~40℃为宜，泡脚的时间也不宜过长，以15~20分钟为宜；足浴后脚一定要擦干，不要晾干，以免关节受风寒而引起痛风的急性发作；足部有皮肤破损时不宜进行足浴治疗。

在痛风急性期关节红肿热痛的情况下，不建议用热水进行足浴治疗，如此会促进血液循环，从而导致炎症物质聚积，可能会使疼痛和红肿加重。建议用冷毛巾冷敷促使小血管收缩，减轻局部的充血、渗出，可以有效地缓解疼痛和肿胀，但注意也要掌握好温度和时间，冷敷的时间过长可能会加重痛风。

07 中医对尿路结石的认识

高尿酸血症时，再次过食肥甘厚味、辛辣食品、煎炸食品，可能会蕴生湿热；工作压力、家庭琐事等情绪不畅，肝气不舒，肝郁化火；病情日久，肝肾亏虚，痰热内生等等，均可导致体内出现实火、虚火，火热煎熬尿液，日积月累，尿液中的尿酸及其他杂质结为砂石，小的砂石可以经尿液排出，而大的砂石可能会阻塞于输尿管、尿道，前者可能会突然出现腹痛尿痛，也可能会因砂石刺破血络而出现尿血。后者如果砂石嵌顿在输尿管起始处，可能会引起肾盂扩张；或者砂石嵌顿在输尿管狭窄处不能下行，形成"堰塞湖"，导致输尿管、肾盂扩张。这两种情况均可能出现腰部胀闷不适、腰痛的症状。

临床治疗时，中医也会辨证与辨病相结合，在辨证用药时加用有通淋排石作用之鸡内金、海金沙、金钱草等药物，起到较好的治疗效果。

中医治疗不是一味地排石，还可以将石头化小，让它顺利排出体外。

预防、调护和其他注意事项

01 高尿酸血症无症状可以不干预吗

02 血尿酸到多少时必须药物干预

03 血尿酸降到正常后可以停药吗

04 停药等于痊愈吗，还需要监测血尿酸吗

05 查肝肾功异常可以停药吗

……

01 高尿酸血症无症状可以不干预吗

不可以。因为血尿酸水平升高是痛风及其他相关并发症发生、发展的根本原因。将血尿酸长期控制达标，可以明显减少痛风发作频率、预防痛风石形成、防止骨破坏、降低死亡风险以及改善患者的生活质量，是预防痛风及其他相关并发症的关键。所以不要忽略无症状高尿酸血症，不要在痛风急性发作后无所顾忌地大快朵颐，增加自己再次急性痛风发作的概率。

02 血尿酸到多少时必须药物干预

何时对血尿酸进行药物干预，需要根据患者的具体临床情况来判断，不同临床表现，开始进行药物干预的时机也有所不同。

①若临床无任何症状，当血尿酸＞540μmol/L 时，需要开始药物干预治疗。

②如果痛风性关节炎已发作 1 次；或者虽然无痛风发作，但出现以下任何一项：有尿酸性肾结石、肾功能损害（≥G2 期）、高血压、糖耐量异常或糖尿病、血脂紊乱、肥胖、冠心病、卒中、心功能不全，当血尿酸＞480μmol/L 时，就需要开始药物干预。

③如果痛风性关节炎发作已经 ≥2 次；或痛风性关节

炎虽只发作 1 次，但同时合并以下任何一项：年龄 < 40 岁、痛风石、关节腔有尿酸盐沉积、尿酸性肾结石、肾功能损害（≥G2 期）、高血压、糖耐量异常或糖尿病、血脂紊乱、肥胖、冠心病、卒中、心功能不全，这时只要血尿酸水平 > 180μmol/L，即需要开始药物干预。

03 血尿酸降到正常后可以停药吗

所有患者终生都需要将血尿酸水平控制在目标范围内，男性 < 360μmol/L、女性 < 300μmol/L，为此可能需要长期甚至终身服用降尿酸药物。血尿酸达标后如果立即停药就马上反弹，需持续服用，并监测血尿酸；如果停药后血尿酸在一定时间内稳定，可以采取减少剂量或停止服用，用最小的用量达到最好的控制水平。药物本身可能对肝肾功能有一定影响，而高尿酸血症本身也可以引起肾脏病变，"两害相权取其轻"，在监测血尿酸水平中寻找最适合您的方法。

04 停药等于痊愈吗，还需要监测血尿酸吗

停药不等于痊愈，即使出现了可以尝试停药的情况，仍需定期监测血尿酸水平，根据监测结果及时加用药物，将血尿酸维持在目标范围内。

05 查肝肾功异常可以停药吗

在服用抑制尿酸生成、促进尿酸排泄等药物治疗过程中，如果出现肝肾功能损害是否需要停药，应该权衡利弊后决定。

比如，当肝功能转氨酶指标升高到正常上限的 2 倍以上时就有临床意义了，需要到医院就诊。如果转氨酶在两倍以上三倍以下，可以考虑在继续服药的同时进行护肝治疗，并定期监测；如果机体对于药物反应过于强烈，造成了严重的肝功能损害，转氨酶迅速升高到正常上限的三倍以上，甚至引发药物性肝炎，就必须停止服用降尿酸药物，优先保护肝功能。肾功能异常也是同样的道理。

需要停用降尿酸药物时，可以采用外治法局部治疗等一些其他方法，辅助缓解症状。

06 为什么有些人血尿酸很高却没有发生痛风

当体内血尿酸持续升高的情况下，出现痛风症状的概率会明显增加。但也并不是血尿酸高就一定会发生痛风，痛风的发生往往与遗传、饮食、过度劳累、大量饮酒，以及关节局部血液循环、温度和 pH 值等因素有关。即使血尿酸水平很高，但如果关节局部血液循环较好，局部温度比较高，pH 值呈碱性状态，机体内环境并未达到痛风的发病条件，没有形成明确的尿酸结晶沉积在关节而引起急性炎症，这样就不会发生痛风。

07 为什么有些人血尿酸不高仍诊断为痛风性关节炎

有的患者出现了关节红、肿、热、痛的症状来就诊，进行血尿酸检查结果在正常范围，但进行 X 线、关节超声、双能 CT 等影像学检查时却发现存在符合痛风性关节炎特点的骨质损坏，或者在关节及周围已经有尿酸盐结晶沉积，这种情况也会诊断为痛风性关节炎。之所以出现这种情况，是因为尿酸在体内是一种动态平衡，尿酸盐在关节处沉积得多了，血液中的尿酸值就可能相应地降低；另外，急性痛风性关节炎发作时肾上腺皮质激素分泌增多，利尿酸作用加强，加上饮水利尿和治疗药物等因素影响，有时血尿酸水平会正常；还有一种情况，也许在痛风发作前您的血尿酸曾达到一定高度而不自知，加上环境等因素变化，已有尿酸结晶形成，但未发作，虽然血尿酸水平不高，但遇到寒冷等因素可以诱发。

08 痛风性关节炎除了跗趾关节外还可以在什么部位发作

尿酸盐晶体沉积于关节及周围软组织引起痛风发作，

虽然半数以上患者痛风性关节炎首发于跖趾关节，但所有有关节、有肌腱附着的部位均可发生，如足背、踝、膝、指、腕、肘关节、脊椎、肋骨也有发病。

09 痛风与高尿酸血症是终身疾病

痛风与高尿酸血症是一种慢性、全身性疾病，也是一种终身疾病，一旦得上就和你如影随形终身相伴。痛风的发作有了第一次就会有第二次、第三次，只不过刚开始发病频率间歇时间较长，随着病情进展也会频繁发作，这就要靠您的毅力和智慧来了解并掌握每次痛风发作的诱因，并调整饮食平衡，保证营养均衡又不过多摄入肉类等含嘌呤高的食物。

10 痛风与高尿酸血症患者主要的死亡原因是什么

高尿酸血症是慢性肾病、高血压、心脑血管疾病及糖尿病等疾病的独立危险因素，是过早死亡的独立预测因子。因此高尿酸血症导致的靶器官损害和相关并发症是患者死亡的主要原因，排在前几位的包括肾衰竭、缺血性心脏病、脑血管疾病等。

①肾衰竭：肾衰竭导致的死亡在所有痛风与高尿酸血症患者中所占比例可达 17%~25%，无论是痛风性肾小管疾病所诱发的急性肾衰竭，还是慢性间质性肾炎和尿路结

石最终导致的慢性肾衰竭，都有可能将患者推向死亡的深渊。

②缺血性心脏病：在年龄较大的患者中，尤其是55岁以上的患者，高尿酸血症合并缺血性心脏病在死亡原因中也占据了很高比例，甚至超过了肾脏疾病。

③脑血管疾病：高尿酸血症并发脑血管疾病的概率明显增高，也是引起死亡的一个重要原因。

因此，痛风与高尿酸血症患者需要高度重视并发疾病的防治，尤其要积极防治肾脏病变和心脑血管疾病，从而降低死亡率。

⑪ 如何预防肾功能损害

预防高尿酸血症对肾脏的损害，要做好以下几个方面。

①积极有效的控制血尿酸水平，是预防肾功能损害的关键，因为高尿酸血症导致肾功能损害的原因包括急性尿酸性肾病发作而造成的急性肾衰竭，以及慢性间质性肾炎或肾结石等肾脏病变加重，晚期所导致的肾功能不全。所以多饮水、多排尿，保持尿 pH 值在 6.2~6.9，合理使用降尿酸药物，将血尿酸控制在理想范围，是有效防止肾功能损害的基础，同时结合中医辨证治疗均可以起到延缓肾功能损害出现的作用。

②避免使用对肾功能有损害的药物，药物应用前要仔

细阅读药物说明书，了解它对肾脏损害时可能出现的症状，如抗生素的说明书里就有根据肾小球滤过率选用不同剂量的提示。

③在高尿酸血症的治疗过程中，不仅要定期监测肾功能的变化，还要定期查尿常规，从中发现肾功能损害的蛛丝马迹，及早干预，也是非常重要的一方面。

⑫ 如何防止并发脑血管意外

防止高尿酸血症合并脑血管意外的发生，需要做到以下几点。

①积极控制血尿酸水平，血尿酸得到控制，便缓解了加重动脉粥样硬化发展的危险因素，血液高黏、高滞、高凝也会相应改善，进而使脑血管意外风险降低。

②积极治疗与高尿酸血症"狼狈为奸"的合并疾病，比如高血压、糖尿病、高脂血症等。改善生活方式，在医生的指导下规律服用降压药、降糖药、降脂药，同时进行抗血小板、改善微循环等治疗。治疗目标：单纯高血压患者应将血压控制在 140/90mmHg 以下，如合并糖尿病、慢性肾脏病患者应将血压控制在 130/80mmHg 以下；糖尿病患者空腹血糖应控制在 7.0mmol/L 以下，餐后 2 小时血糖控制在 10.0mmol/L 以下，糖化血红蛋白控制在 7.0% 以下；高脂血症患者根据危险因素的不同而进行分层控制，尤其注意低密度脂蛋白胆固醇的控制达标。只有这样多管

齐下，才能有效预防脑血管意外的发生。

⑬ 中医如何防治调护痛风与高尿酸血症

先天脾胃虚弱，或后天饮食失养、损伤脾胃，是痛风与高尿酸血症发病的关键因素，脾胃失调、湿浊内生是其反复不愈的症结所在。所以中医防治调护的关键在于调理脾胃，在饮食上，可以结合患者的体质特征和临床症状，根据常见中医证型，进行代茶饮或药膳治疗；在运动上，因脾主肌肉，建议选择和缓、少量、持续的运动方式，使筋骨舒展，脾胃得健。

⑭ 中医食养茶饮

《成人高尿酸血症与痛风食养指南（2024年版）》中提供了经验食养茶饮方，实际应用时可供参考。

①湿浊证：陈皮茶（陈皮3g，茯苓9g，菊苣6g，葛根6g）；砂仁橘皮茶（砂仁6g，橘皮3g，生姜6g，菊苣6g）；菊苣薏苡仁茶（菊苣6g，薏苡仁9g，菊花3g）。

②湿热证：金银花荷叶茶（金银花6g，荷叶6g，菊苣6g，薏苡仁9g，甘草3g）；玉米须白茅根茶（玉米须30g，鲜白茅根30g，金银花9g，栀子3g）。

③痰瘀证：橘皮莱菔子茶（橘皮6g，莱菔子6g，山楂12g，菊苣10g）；桔梗橘皮茶（桔梗6g，橘皮6g，桃

仁 6g，薏苡仁 9g，菊苣 10g）。

④脾肾亏虚证：山药茯苓茶（山药 9g，茯苓 9g，薏苡仁 9g，百合 6g，大枣 3g）；人参黄芪茶（人参 3g，黄芪 9g，百合 6g，菊苣 6g，葛根 6g）。

⑮ 中医食养药膳

《成人高尿酸血症与痛风食养指南（2024 年版）》中关于食养药膳的参考，可结合实际情况应用。

①湿浊证：茯苓橘皮粥（茯苓 9g，橘皮 2g，大米 50g）；山药茯苓粥（鲜山药 50g，茯苓 9g，大米 40g，大枣 2g，橘皮 2g）；山药橘皮小米粥（鲜山药 60g，葛根 9g，小米 60g，橘皮 2g，大枣 2g）。

②湿热证：冬瓜薏苡仁豆腐汤（豆腐 50g，冬瓜 100g，香菜 10g，薏苡仁 9g）；马齿苋金银花薏苡仁粥（马齿苋 15g，薏苡仁 9g，金银花 6g，大米 60g）；马齿苋炒鸡蛋（鲜马齿苋 60g，鸡蛋 30g）；海带冬瓜薏苡仁汤（海带 30g，冬瓜 100g，薏苡仁 9g）；菊苣蔬菜饼（面粉 60g，菊苣粉 15g，胡萝卜 20g）。

③痰瘀证：桃仁橘皮粥（桃仁 6g，薏苡仁 9g，橘皮 3g，大米 30g）；当归桔梗煮鸡蛋（当归 6g，桔梗 10g，鸡蛋 1 个）；冬瓜薏苡仁山楂粥（冬瓜 100g，薏苡仁 9g，山楂 6g，橘皮 3g，大米 40g）。

④脾肾亏虚证：山药核桃仁粥（鲜山药 50g，核桃仁

6g，芡实 6g，大米 40g，大枣 2g）；山药黄精粥（鲜山药 30g，黄精 6g，枸杞子 3g，大枣 2g，大米 20g）；山药木耳炒莴笋（莴笋 100g，鲜山药 30g，木耳 20g）。

⑯ 痛风急性发作时日常起居应注意什么

①严格卧床休息，抬高患肢。因为在站立时由于重力的作用，不利于下肢的血液循环，会加重患肢的肿胀疼痛，一般患者应休息至关节疼痛缓解 72 小时后方可下床走动，注意穿着舒适轻便的鞋子，以免加重疼痛。

②禁食嘌呤含量高的食物，因动物肉类基本均为高嘌呤含量和中等嘌呤含量食物，所以可选用牛奶、鸡蛋等优质蛋白作为能量来源，限制脂肪摄入。

③每日大量饮水，保证尿量在 2000ml 以上，以促进尿酸排出。

④避免精神过度紧张，保证充足睡眠。

⑰ 如何护理足部

足部跖趾关节、踝关节都是痛风最常累及的关节，因此足部护理非常重要。

①对于单纯痛风患者来说，足部痛风急性发作时需要制动，抬高足部，避免局部挤压，可冷敷；避免长时间的行走或过于激烈的足部运动，如此会造成足部过度疲劳，

引发痛风性关节炎急性发作；不要赤足行走，因其容易发生足部的表皮外伤或扭伤等损害以及受寒着凉，从而诱发痛风性关节炎急性发作；鞋袜要质地柔软、舒适、合脚，以防挤压而伤及足部。

②对于痛风合并糖尿病的患者来说，每日检查一遍足部皮肤是否有破损，尤其要注意有无水疱、皮肤皲裂及损伤、足癣或鸡眼等；接触热源时易造成烫伤而且易并发感染，不易愈合，故尽量不用热水袋暖足，也不要用其他热源，特别是老年患者，末梢神经感觉迟钝，更易发生烫伤；足部皮肤干燥者，可涂抹乳膏类外用药物如尿素乳膏、维生素E乳膏、凡士林乳膏等防止干裂；多汗者可用少许滑石粉或爽身粉等撒在趾间、鞋袜内。

18 痛风关节应该怎样护理

在控制血尿酸的基础上，注意加强对关节的保护。在急性期要注意患肢休息，在缓解期进行运动时也要选择对关节冲击力小或无的项目，且强度不宜过大。针对不同的关节，采取不同的保护措施。

①对于膝关节，要防止关节肿胀和过度伸展，可在膝关节下放垫子，时间不宜过长，每次2~3小时，然后去垫平卧约半小时，如此反复交替。

②对于已经发生下肢活动障碍的患者，要避免引发足下垂，应当使足部保持背曲位，即足与腿成直角，同时避

免棉被等重物的压迫。

③对于已经脚部畸形者，注意鞋子大小形状合适，避免关节受压迫、摩擦，防止形成溃疡。

⑲ 外出旅游需要注意什么

①咨询医生，确定自己的血尿酸处于一个比较稳定的状态，自身的身体状况可耐受一定的运动量，这种情况下才可以出行。

②出行之前，对行车路线以及当地的气候、饮食习惯等做一定的了解，准备合适的行装，避免着凉。选择舒适的鞋子，避免足部受伤。

③保持平和的心态，遇事不慌。

④旅行期间做到生活有规律，尽量靠近平时的作息时间，定时定量饮食，保证摄入足够的水分。对于旅途中的各种美食，要保持清醒的嘌呤含量认识。

⑤注意劳逸结合，避免长途跋涉而导致过度劳累，尽量保证足够的睡眠。

⑥一旦出现痛风相关症状或提示病情加重，要及时就诊于当地医院，不可掉以轻心。

⑳ 痛风与高尿酸血症患者春季健康指导

健康养生应该做到"天人相应"，根据四季的变化而有所不同，痛风与高尿酸血症患者也应该因时制宜，分季调理。春季为生发之际，大自然的万事万物开始生长发育，人体同样处于生发状态中，生理功能开始活跃，新陈代谢逐渐旺盛，特别值得一提的是肝脏，与春季的草木一样处于生发状态，因此春季是养肝的最佳季节。

①适寒温，春季天气多变，尤其要注意随时增减衣物，防止因减衣过早受寒而导致痛风发作。

②春季是养肝的好时机，每天 23 时至次日凌晨 3 时是肝胆功能状态最佳的时间，各个脏腑的血液都经过肝，肝胆的解毒功能在此时发挥到了极致。此时最重要的养生法则在于保持深度睡眠，所谓"静卧血归肝"就是这个道理。

③早晨早起锻炼身体，保持心情舒畅。

④春暖花开，万物复苏，人们往往喜欢外出踏青，注意带水，避免疲劳，做好对关节、足部的保护，防止因劳累、受伤而诱发痛风的发作。

㉑ 夏季怎么养生避免痛风发作

夏季养心，夏季养阳，要注意以下几点。

①因为夏季气温较高，人体腠理开泄，加上人们会不自主出现贪凉等习惯，所以夏季也容易受风寒湿邪侵袭而诱发痛风，需要特别注意防范，以保护人体的阳气。在有空调的房间，避免空调温度过低，注意不要让室内外温度

相差太大，不能直吹空调，睡觉时也不宜吹风扇，注意盖好足部、关节等处；夏季溪水游玩也是常见，但山涧小溪水凉，不要轻易下水，选购轻便易携带的防水鞋套以保护足部。

②少吃生冷食物，避免损伤阳气，食物以清淡、营养丰富、易消化为宜。

③夏季天气炎热，人体大量出汗，及时补充水分，以免引起尿酸沉积并析出，导致痛风的发作。

22 秋季养生应该注意什么

秋季肺脏最容易受到燥邪与寒邪侵害，秋季应以养肺为主。

①固护肌表，肺主一身皮毛，风寒之邪最易犯肺，所以秋季也应注意天气变化，及时增减衣服，防止着凉引发痛风，同时适当加强户外运动，增强机体抵抗力。

②滋阴润肺，肺喜润而恶燥，燥邪易伤肺，秋季燥气当道，人们常感皮肤干燥、口干鼻燥等不适，入秋后应注意室内需保持一定的湿度，生活在北方的朋友必要时可利用加湿器。

③天气渐凉，人们开始各种进补，如"贴秋膘"；秋季还有我们阖家团聚的中秋节，持螯赏菊；国庆节在欣赏全国山水中又遍尝各地美食，我们可不能乘兴聚会、疼痛而归啊！在秋季要注意多食滋阴润燥的食物，如莲藕、芋

荸、百合等，少食辛辣助火的食物。

23 冬季养生健康指导

冬季养肾，需要做到如下。

①早卧晚起，进入冬季以后，白天变短，夜晚变长，上班族也要注意早睡早起。

②居处宜保暖，注意御寒，防止寒冷诱发痛风。

③冬季寒冷，昼短夜长，也给了三五好友聚会的机会，火锅、烤肉加些香辣的蘸料，不仅能消散寒意，而且可以储存能量抵御外寒。但是，高尿酸血症的患者要做的正是聚集自己的能量去抵制这种美食的诱惑，尽量减少"头一天兴高采烈地吃，第二天龇牙咧嘴地痛"的机会。

24 长期卧床合并痛风患者的皮肤护理

①保持皮肤的清洁，最好每天用温水擦浴局部，使局部皮肤血液运输能得到改善。

②长期卧床患者需预防压疮的发生，要经常翻身，以减轻局部组织的受压，对于不能自己翻身的患者，家人要协助定时翻身。

③防止皮肤受伤以免诱发痛风发作，在帮助病人翻身、按摩或在床上使用便器时，注意不要推、拖、拉；要保持床铺的平整、松软以及床单的干燥，床上的温度也应

注意不要太冷或太热；特别要预防热水袋的烫伤。

25 长期卧床合并痛风患者的饮食护理

　　除了低嘌呤饮食以外，长期卧床患者的饮食要注意粗纤维食物的补充，防止便秘的发生。因为患者卧床活动量小，肠蠕动减少，很容易引起便秘，而长期便秘则会影响尿酸从肠道的排泄。

附录

食物嘌呤含量表

根据每 100g 食物嘌呤含量不同，将食物分为三类：低嘌呤食物（嘌呤 < 25mg）；中等嘌呤食物（嘌呤 25~150mg）；高嘌呤食物（嘌呤 150~1000mg）。

表 1　动物肉类

	食物名称	嘌呤含量（毫克）
低嘌呤	猪肉	132.6
	猪血	11.8
	鸭胗	137.4
中等嘌呤	鹿肉	138.0
	猪皮	29.8
	火腿	55.0
	猪心	65.3
	猪脑	66.3
	牛肚	79.0
	鸽子	80.0
	牛肉	83.7
	兔肉	107.6
	羊肉	111.5
	鸭肠	121.0

	食物名称	嘌呤含量（毫克）
中等嘌呤	瘦猪肉	122.5
	鸡心	125.0
	猪肚	132.4
	猪腰子	132.6
	鸡胸肉	137.4
	鸡胗	138.4
高嘌呤	鸭肉	165.0
	猪肝	169.5
	牛肝	169.5
	马肉	200.0
	猪大肠	262.2
	猪小肠	262.2
	猪脾	270.6
	鸡肝	293.5
	鸭肝	301.5
	熏羊脾	773.0
	小牛颈肉	1260.0

表 2　水产类

	食物名称	嘌呤含量（毫克）
低嘌呤	海鳗	159.5
	海参	4.2
	海蜇皮	9.3
	鳜鱼	24.0
	乌鱼	183.2
中等嘌呤	鲭鱼	194.0
	金枪鱼	60.0
	鱼丸	63.2
	鲑鱼	70.0
	鲈鱼	70.0
	鲨鱼皮	73.2
	螃蟹	81.6
	乌贼	89.8
	鳝鱼	92.8
	鳕鱼	109.0
	旗鱼	109.8
	鱼翅	110.6
	鲍鱼	112.4
	鳗鱼	113.1
	蚬子	114.0
	大比目鱼	125.0
	刀鱼	134.9

（续表）

	食物名称	嘌呤含量（毫克）
中等嘌呤	鲫鱼	137.1
	鲤鱼	137.1
	虾	137.7
	草鱼	140.3
	黑鲳鱼	140.3
	红鲋	140.3
	黑鳝	140.6
	吞拿鱼	142.0
	鱼子酱	144.0
高嘌呤	白带鱼皮	3509.0
	草虾	162.0
	鲨鱼	166.8
	虱目鱼	180.0
	吴郭鱼	199.4
	四破鱼	217.5
	鱿鱼	226.2
	鲳鱼	238.0
	白鲳鱼	238.1
	牡蛎	239.0
	生蚝	239.0
	鳀鱼泥	247.3
	三文鱼	250.0

	食物名称	嘌呤含量（毫克）
高嘌呤	吻仔鱼	284.2
	蛙鱼	297.0
	蛤蜊	316.0
	沙丁鱼	345.0
	秋刀鱼	355.4
	皮刀鱼	355.4
	凤尾鱼	363.0
	扁鱼干	366.7
	青鱼	378.0
	鲱鱼	378.0
	干贝	390.0
	白带鱼	391.6
	带鱼	391.6
	蚌蛤	436.3
	熏鲱鱼	840.0
	小鱼干	1538.9

表3 蔬菜类

	食物名称	嘌呤含量（毫克）
	韭黄	16.8
	冬瓜	2.8
	南瓜	2.8
	洋葱	3.5
	番茄	4.2
	姜	5.3
	葫芦	7.2
	萝卜	7.5
	胡瓜	8.2
	酸菜类	8.6
	腌菜类	8.6
低嘌呤	苋菜	8.7
	葱头	8.7
	青椒	8.7
	蒜头	8.7
	黑木耳	8.8
	胡萝卜	8.9
	圆白菜	9.7
	榨菜	10.2
	苦瓜	11.3
	丝瓜	11.4
	荠菜	12.4

	食物名称	嘌呤含量（毫克）
低嘌呤	芥菜	12.4
	包心菜	12.4
	芹菜	12.4
	白菜	12.6
	青葱	13.0
	菠菜	13.3
	辣椒	14.2
	茄子	14.3
	小黄瓜	14.6
	生菜	15.2
	青蒿	16.3
	空心菜	17.5
	芥兰菜	18.5
	韭菜花	19.5
	芫荽	20.2
	雪里蕻	24.4
	韭菜	25.0
中等嘌呤	鲍鱼菇	26.7
	蘑菇	28.4
	生竹笋	29.0
	四季豆	29.7
	油菜	30.2

（续表）

	食物名称	嘌呤含量（毫克）
中等嘌呤	皇帝豆	32.2
	茼蒿菜	33.4
	九层塔	33.9
	大蒜	38.2
	大葱	38.2
	海藻	44.2
	笋干	53.6
	花豆	57.0
	菜豆	58.2
	金针菇	60.9
	海带	96.6
高嘌呤	绿豆芽	166.0
	香菇	1214.0
	紫菜	274.0
	黄豆芽	500.0
	芦笋	500.0
	豆苗菜	500.0

表 4 水果干果类

食物名称	食物名称	嘌呤含量（毫克）
低嘌呤	番石榴	4.8
	杏子	0.1
	石榴	0.8
	凤梨	0.9
	菠萝	0.9
	葡萄	0.9
	苹果	0.9
	梨	1.1
	西瓜	1.1
	香蕉	1.2
	桃子	1.3
	枇杷	1.3
	杨桃	1.4
	莲蓬	1.5
	木瓜	1.6
	芒果	2.0
	橙子	3.0
	橘子	3.0
	柠檬	3.4
	哈密瓜	4.0
	李子	4.2
	葡萄干	5.4

食物名称	食物名称	嘌呤含量（毫克）
低嘌呤	红枣	6.0
	小番茄	7.6
	黑枣	8.3
	核桃	8.4
	龙眼干	8.6
	桂圆干	8.6
	大樱桃	17.0
	草莓	21.6
	瓜子	24.2
中等嘌呤	杏仁	31.7
	栗子	34.6
	腰果	80.5
	花生	96.3
高嘌呤	干葵花籽	143.0

表5　佐料类

	食物名称	嘌呤含量（毫克）
低嘌呤	莲子	40.9
	蜂蜜	1.2
	米醋	1.5
	糯米醋	1.5
	果酱	1.9
	番茄酱	3.0
	粉丝	3.8
	冬瓜糖	7.1
	味精	12.3
	酱油	25.0
	麦芽	500.0
中等嘌呤	发芽豆类	500.0
	枸杞	31.7
	味噌	34.3
	黑芝麻	57.0
	白芝麻	89.5
	银耳	98.9
	白木	98.9
高嘌呤	鸡肉汤	＜ 500.0
	鸡精	＜ 500.0
	肉汁	500.0
	酵母粉	559.1